中医内科疾病医论医案集

主　编◎吕晓洲

U0289454

全国百佳图书出版单位
中国中医药出版社
·北　京·

图书在版编目（CIP）数据

中医内科疾病医论医案集 / 吕晓洲主编 . -- 北京：
中国中医药出版社 , 2024. 12
ISBN 978-7-5132-9066-1

Ⅰ . R25

中国国家版本馆 CIP 数据核字第 202456K818 号

中国中医药出版社出版

北京经济技术开发区科创十三街 31 号院二区 8 号楼
邮政编码　100176
传真　010-64405721
河北盛世彩捷印刷有限公司印刷
各地新华书店经销

开本 880×1230　1/32　印张 9.5　字数 230 千字
2024 年 12 月第 1 版　2024 年 12 月第 1 次印刷
书号　ISBN 978 - 7 - 5132 - 9066 - 1

定价　58.00 元
网址　www.cptcm.com

服 务 热 线　010-64405510
购 书 热 线　010-89535836
维 权 打 假　010-64405753

微信服务号　zgzyycbs
微商城网址　https://kdt.im/LIdUGr
官方微博　http://e.weibo.com/cptcm
天猫旗舰店网址　https://zgzyycbs.tmall.com

《中医内科疾病医论医案集》
编 委 会

前　言

　　中医学根植于华夏文明，虽几经坎坷仍生生不息，作为中医学子更应该勤勉务实，修德养性，自觉担起济世大任。学习中医除阅经典、做临床外，还应跟名师、读百家。中医人要勤于思考，不断总结，同时博采诸家，开拓思维，择善而从。

　　杨泽华全国名老中医药专家传承工作室的成立是丹东市中医院为中医药继承和创新发展做出的重要一步。杨泽华教授学医、从医40余年，在临床、教学和科研方面有丰富的经验，在国内享有盛誉，是第五批全国老中医药专家学术经验继承工作指导老师。杨泽华治学严谨，医术精湛，淡泊名利，虽年逾花甲，仍每周出诊，风雨不误，即使患者较多，也不会对任何一个患者敷衍了事，而是耐心仔细地对待每一个患者。在教学上，杨泽华毫无保留地向后学传授自己毕生所学，对每一个学生都寄予厚望，不偏不倚，希望中医事业能后继有人，不断地传承创新。在科研上，特别是在中药治疗脑血管疾病相关领域，杨泽华亦有丰硕成果，在很多刊物上发表了相关文章。

杨泽华在悬壶济世的同时，极其重视对中医基础理论的研究，博采百家之长，融会贯通，通过对临床经验进行总结，提出心脑血管疾病"痰瘀互结"的理论学说，并基于痰瘀理论，提出健脾化痰、活血祛瘀的治疗大法，首创的中风醒神合剂、中风复元合剂和眩晕清脑合剂在临床应用上颇有成效，获得了患者的一致好评。除心脑血管疾病外，杨泽华在其他内科常见疾病的诊疗上亦有独到见解。

杨泽华全国名老中医药专家传承工作室的传承人在多年跟师学习的过程中，除提高自身能力外，还广泛收集病例资料，并进行归纳总结，继承并推广杨泽华宝贵的临床经验。本书在此基础上加以精选，分为三章，第一章主要阐述杨泽华医论医话，第二章总结了杨泽华治疗中风、头痛、眩晕等常见脑系病及其他内科常见疾病的经验，第三章在第二章的基础上总结了典型医案，侧重于对杨泽华的诊疗思路进行分析，学生的心得体会亦穿插其中。

希望本书对广大中医学子和中医爱好者有所帮助，若有疏漏之处，敬请各位读者提出宝贵建议，以便进一步完善。

本书编委会

2024 年 8 月

目　录

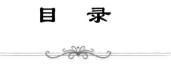

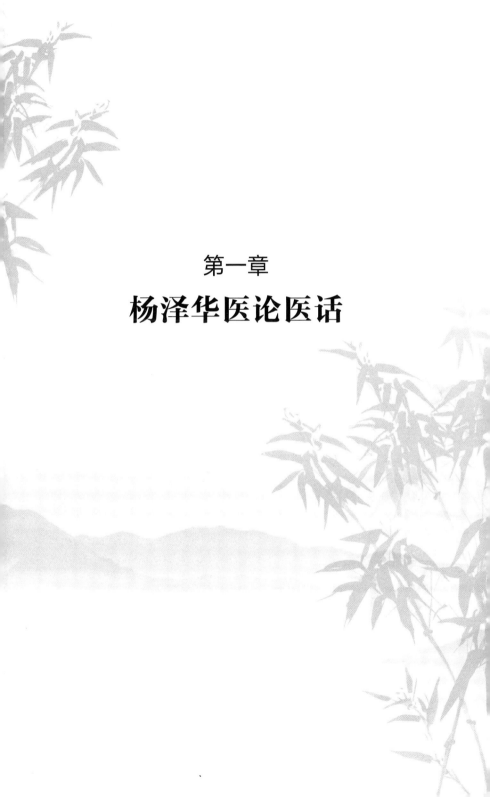

第一章

杨泽华医论医话

第一节　熟读经典，探求痰瘀同治

杨泽华长年研习中医经典理论，查阅古今相关文献，参考各家论述，广征博引，结合自己30余年的临证经验，反复推敲，缜密论证，将"痰瘀同源""痰瘀同病""痰瘀同治"的观点相结合，提出"痰瘀同治法"治疗老年心脑血管疾病的学术思想，并应用于临床，取得了很好的效果。

中医学对于"痰瘀同源""痰瘀同病""痰瘀同治"观点的相关概念早已有论述，其理论基础的形成也具有悠久的历史。中医经典著作《灵枢·百病始生》云：肠外有寒，汁沫与血相抟，则并合凝聚不得散，而积成矣……凝血蕴里而不散，津液涩渗，着而不去，而积皆成矣。在《金匮要略》中，张仲景列举了许多有关痰瘀同病同治的例子，涉及中风、胸痹、虚劳、肺痈、黄疸、妇人杂病等，大黄牡丹汤、大黄甘遂汤、苇茎汤、鳖甲煎丸等痰瘀同治方剂，至今仍被广泛应用于临床实践。元代著名医学家朱丹溪也曾在其所著的《丹溪心法》内提及痰瘀致病，他认为中风导致的半身不遂大多由体内多痰、多瘀所致，即所谓痰夹瘀血，遂成窠囊。明清时期，痰瘀同病、同源、同治理论得到了医家的广泛认可，李时珍在《本草纲目》中记载采用紫芝丸治疗痰血凝结之证候，用到了半夏和五灵脂，体现了化痰破瘀、痰瘀同治的治疗思路。清代著名医家叶天士在其著作《临证指南医案》中将此法延伸发展至治疗痛证、郁证、眩晕等多种疾病。清代名医唐容川也撰文对痰瘀同治法做了相关分析，认为心病、肺病、膀胱病，以及妇科经、带、胎、产诸病中痰瘀同病者甚多，应该痰瘀同治。

杨泽华博览古今各家学说，知晓他人观点，结合临床实践，创建了自己的理论体系。杨泽华在20世纪90年代，通过多年临床观察，发现在老年心脑血管疾病患者中多见与痰瘀相关的证候，其舌、脉、临床诸症均指向痰瘀同病。"津血同源""痰瘀同源"是痰瘀同治法的生理、病理基础。杨泽华认为，痰瘀同治应从调节脏腑功能、调理气机运行入手，提出可采用痰瘀同治法治疗老年心脑血管疾病，强调要注意辨证论治，要辨清痰与瘀孰轻孰重，做到急则治其标，缓则治其本，标本兼治，同时要注意嘱咐患者注意饮食，不要吃过辛、过凉的食物，这样有助于提高临床治疗效果。

第二节　重视四诊，辨证精详

中医四诊是指望、闻、问、切，千百年来，时代的变更并没有改变四诊太多的模样，望、闻、问、切从来都是医者依靠感官和思想去判断疾病的机制和变化。

望诊是靠医者的视觉，通过观察患者的全身和局部表现来了解病情的方法。

闻诊是依靠医者的听觉和嗅觉，通过听声音和嗅气味来了解病情的方法。

问诊是医者通过与患者及陪诊者进行有目的的询问来了解病情的方法。

切诊是依靠医者的皮肤感觉系统，通过用手对患者体表某些部分进行触、摸、按、压来了解病情的方法。

在诊疗技术迅速发展的今天，有些人认为中医四诊的运用简单而主观，过于陈旧，其实四诊的过程并非简单地通过感官去感受，更多的是借助四诊运用中医辨证思维去发现病因病机，解决疾病的根本矛盾。尽管四诊中任何单一的诊断元素确实让人觉得有一定不确定性，不过中医的四诊是互相独立进行的，最终发现、分析问题时是四诊相结合的，望、闻、问、切，缺一不可。医者运用朴素的自然辩证法，去伪存真，除粗取精，将中医学中的四诊有机地结合起来，将四诊中许多模糊、主观、不确定的因素进行提炼总结，通过中医学特有的辨证体系，得到疾病真实、客观的根本矛盾，进而进行针对治疗。从这个角度来看，中医四诊看似笼统，相结合后却能抽丝剥茧地找到疾病的本质，是中医特有的思考方式。一些人对中医思维和理论知识不了解，把四诊看作单纯的感官认识，认为四诊是不科学的诊疗手段，其实是对中医内涵没有足够认知的表现。中医四诊司外揣内、见微知著，传承至今不断被临床验证有效，具备科学性和严谨性，中医四诊探究疾病本质的方式从未过时。在中医理论体系的支持下，运用传统四诊对疾病进行分析和诊断，是临床诊疗的重要手段。

第三节　治病求本，探寻病机

治病求本这一说法最早见于《素问·阴阳应象大论》：治病必求于本。《黄帝内经》诠释了疾病发生的根本在于阴阳失衡，比如"谨察阴阳所在而调之，以平为期""生之本，本于阴阳""善诊者，察色按脉，先别阴阳"之论，无不认为阴阳失调是疾病的根本，而调理阴阳是治疗的关键。《丹溪心法》说：人或受邪生病，不离于阴阳也。《景岳全书》云：医道虽繁，而可以一言蔽之者，曰阴阳而已。王应寰也指出，失血、汗出、发热、气喘、遗精等都是外在表象，上述症状的发生都有其内在的根本，治病不探究根本，仅进行化痰、止血、止汗、清热、平喘、固摄等对症治疗，是很难获得满意疗效的。因此，治病求本，其本意也是告诫后人，临床治疗时要在错综复杂的病情中抽丝剥茧，找到本因，然后采取正确的治疗措施，有的放矢，从而获得满意疗效。但是，什么是疾病的根本，怎样发现疾病的根本，是值得讨论的。

其实，标本是相对而言的，在特定条件下，二者可以相互转化，所以想要做到治病求本，就要掌握标本致病的转化规律，弄清疾病的主要矛盾。每种疾病在其发生发展的过程中，都可以有不止一种表现，而这些表现往往不是疾病的本质，医生需要根据这些表象去分析根本原因，再做治疗，比如许多疾病都可能引发头痛，治疗肝阳上亢型头痛应平肝潜阳，治疗外感头痛应解表止痛，治疗痰湿型头痛应化痰除湿，治疗瘀血阻络型头痛应化瘀通络，等等。只有找到疾病发生的根本，采用相应的治疗方法，才能取得满意疗效。

不过，在一些特定的情况下，病之本为根本矛盾，而非根本病因，比如患者急性大出血，此时的治疗应把握疾病的主要矛盾，也就是出血，不管根本病因是什么，止血一定是应急的手段，待病情稳定后，再找寻病因去治本。所以，临床治疗的关键是找到疾病的根本矛盾，在认识和治疗疾病过程中，要发掘致病的根本原因，同时兼顾影响疾病的主要矛盾。

所谓病机，就是疾病发生的机理，也包括疾病发生的内在原因。《素问·至真要大论》中有对病机十九条的描述，并提出了谨守病机的观点，至今对临床有深远的影响。广义上的病机，其实不仅包含病位、病因、证候特点、疾病发展趋势和演变过程等，还涉及生命、气运等内容。千百年来，病机这一名词的释义不断演变，目前基本统一将其定义为疾病发生、发展和变化的机理。很多疾病都可能出现变证，象、素、候、证也可能随之改变，因此只有准确判断病机，才能清楚地了解疾病的根本，进而进行治疗。

《古今医鉴》曰：右为气口，以候人之七情……内伤之邪……看与何部相应，即知何脏何经受病，方乃不失病机。中医四诊与病机分析贯穿疾病治疗始终，由此可知，医生通过四诊对患者的病情进行分析，分析的其实就是病机。杨泽华认为，与病机相关的因素主要有三个方面：其一是病因，病因可能与各种致病因素相关，如火、风、湿等；其二是病位，包括五脏六腑等；其三是病性，如阴、阳、寒、热等。《黄帝内经》认为，百病之生，与六淫密切相关，尽管有寒者热之、热者寒之的治则，但在临床上，审察病机还是治疗的关键。《素问病机气宜保命集》曰：察病机之要理……然后明病之本焉。由此可知，治病求本，其实本于病机，治疗时辨病、辨证论治，选择合适的理法方药，是取得满意疗效的关键。《张氏医通》曰：……热病也，其邪乘夏火郁发……亦有兼中暍而发者，其治与中暍无异。暍虽热毒暴中，皆缘热耗肾水……故可异病同治而热邪皆得涣散也。文中提到热伏少阴与中暍虽为两种不同的疾病，证候也有明显差异，但两者都与热邪耗伤肾津、大量汗出损伤胃阴、火热过盛迫于心包有关，病机相同，因此治疗所用的方药也一致，即所谓异病同治，这其实也是精准判断了病机，抓住了疾病根本的体现。

临床思维和接诊流程无不与病机相关。病机是根本，证候是表象。进行中医四诊的目的在于分析疾病，得出病机。治标求本，本在病机。治疗时注意探寻病机，使方药与证候相对应，切中病机，方能取得满意疗效。

第四节　正确理解辨病及辨证

辨病论治、辨证论治是中医学的核心观点，杨泽华临证时经常将两者结合起来。历代医家及医学著作都非常重视辨病和辨证治疗。"病"与"证"是中医学里两个截然不同的名词，且中医学的"病"与西医学的"病"也有所区别，前者是将患者的临床表现进行归类，比如咳嗽病、水肿病、泄泻病、中风病、消渴病等，而后者是某一种具体疾病的名称。"证"是中医学的特有名词，是在中医病名的基础上，对病因病机的一种概括，反映的是疾病处于某一特定阶段时存在的基本矛盾。《素问·至真要大论》曰：调气之方，必别阴阳，定其中外，各守其乡，内者内治，外者外治，微者调之，其次平之，盛者夺之，汗之下之，寒热温凉，衰之以属，随其攸利，谨道如法，万举万全，气血正平，长有天命。证可以存在于任一病中，不同的病可能有不同的证型，不同的病也可能有相同的证型，这是因为不同病在不同阶段，可以有同一种病因病机。换言之，病是纲，证是目，纲不变而目常变，纲有定而目无定，两者有异曲同工之妙。从这个角度看，所谓辨病实际上就是全面了解某一疾病，辨证则是分析患者所患疾病当下的主要矛盾所在，辨病是找共性，辨证则追求个性差异。只辨证不辨病，犹一叶障目，不见森林之广阔，舍本逐末，治疗时难以把控全局，所用药物也容易偏离中心。诚然，只辨病不辨证，也无法准确掌握疾病当下的矛盾点，治疗无法直达病灶，自然无法取得满意疗效。临床治疗时，只有将辨病和辨证有效结合，才能提升业务水平，改善患者预后。片面强调中医辨证论治，而不重视辨病，实际上是对中医精髓的一种曲解。

此外，辨病、辨证的同时，还应注意分辨西医学的"病"与中医学的"病"。具体来说，中医学的"病"涵盖面广，是对某一突出症状和病位的总体概括，比如水肿这个病，可能就包含了西医学的急（慢）性肾小球肾炎、肾病综合征、急（慢）性心力衰竭、肝硬化、甲状腺功能减退症、神经性水肿等。相对而言，中医学中以病机为划分依据确定的病名范围偏小，且与西医学病名接近，比如中风病接近于西医学中的出血性或缺血性脑血管疾病。现代社会环境和医学发展规模要求临床中医师必须熟练、全面地掌握中西医的知识。

下面以中风病为例来看辨证。中风病临床多见猝然昏仆，患者呼之不应，伴口角㖞斜，肢体偏瘫，不能言语，或虽未见昏仆，但见口角㖞斜，肢体偏瘫。从疾病机理看，主要包含气虚、阴虚、肝火、心火、内外风、风痰、痰浊、血瘀等。具体来说，在中风病早期，应先判断是中经络还是中脏腑。中经络的患者一般不会伴随神志变化，病情较轻，预后良好。临床上也可根据病因的不同将中风之中经络分为外风致病和内风致病两类。外风主要是指患者经络亏虚，外感风邪，内风则由脏腑阴虚，风阳上亢引发。外风致病的患者多可见表实证，而内风致病的患者则大多不伴随表实证，由此可辨。中脏腑的患者常有神志异常，病情较重，预后不良。临床上还可将中脏腑分为闭证及脱证。闭证病因复杂，还可进一步分为阳闭和阴闭，尽管两者的临床表现均为突发昏仆、意识丧失、牙关紧闭等，但阳闭患者以热象为主，可见面赤身热，烦躁气促，脉滑而数，阴闭患者则表现为面色暗淡，没有烦躁易怒等表现，喉间可闻及痰鸣音，脉象沉缓无力。阳闭有热象，阴闭没有热象；阳闭多由痰火上扰清窍引起，阴闭多由痰浊阻滞脑络引起。治疗中风病早期患者时，主要看是中经络还是中脏腑，要辨清是外风致病还是内风致病，是闭证还是脱证，是阳闭还是阴闭。治疗中风病中后期患者时，则要注意分辨是虚证还是实证，是虚证的话以阴虚为主还是以气虚为主，是实证的话需要分辨有痰浊，有血瘀，还是有痰瘀互结等。可见，治疗中风病时，在辨病的前提下，还需要进一步辨证。此病如此，其他亦然。

辨病论治、辨证论治是中医诊断、治疗疾病的核心方法。中医学提出的整体观念、天人相应、因时制宜、以人为本等观点，体现了中医学的个体化治疗理念。中医学的辨证论治是根据"证"的不同，结合临床上的实际情况，通过辨别病因、病位、病性、证候等内容，针对疾病所在，审查患者的虚实强弱，采取积极的治疗手段。中医个体化诊疗的理论体系较完备，治疗方法较成熟，但在微观层面的理论体系有待完善，这也是辨证论治发展的必然趋势，今后必然会在现代科学技术的促进下快速发展。

辨证论治是中医理论体系的基本特点，临床上应依据阴阳学说、五行学说、脏腑辨证、八纲辨证、六经辨证等理论框架，结合卫气营血、精气血津液及经脉循行等理论，归纳出中医学基本证候，辨识病症的基本生理、病理特点，遣方用药时应根据君臣佐使的关系，一证一方。中医学治病的基本原则是治病必求于本。所谓的"本"，是"病因"，是"病机"，是"患者"。那么如何求"本"呢？具体来讲就是通过辨证，找到疾病的本质。根据中医的临床思维，要治疗的其实是人体此时所处的正邪斗争状态，即辨出来的证候。如果无法明确证候，治疗起来就会比较棘手。辨证论治是中医治疗的核心，也是衡量一个中医师业务水平的重要标准。作为一名中医师，不懂寒热虚实，就不会温补清泻；不懂气滞血瘀，就不会理气化瘀。因此，辨证、诊断准确是治疗疾病的关键。辨证是对客观规律、本质的揭示。

总体来说，中医的辨证思维可以概括为阴阳五行的抽象思维、以取类比象认知和推演为特点的中医形象思维，以及临床实践中厚积薄发的灵感思维，包含的两个层次为稳态结构和失稳态结构，这些内容都是辨证论治的衍生品。中医辨证思维强调整体观念，人与自然是整体，个人也是整体，在对患者进行体质分析、正邪盛衰判断的同时，还可结合自然环境、心理因素等一系列条件进行综合判断，进而准确辨明所有因素作用于人体后出现的证候。此外，辨证论治也囊括了一元论的中医思想，具体特点就是当患者病因复杂或比较隐匿时，需要通过辨证分析找到疾病的关键矛盾点，而其他伴随症状又与根本矛盾存在关联，能够互相影响和转化。当然，如果单纯应用一元论的思维去认识疾病，得到的诊断和治疗方式就可能存在主观化的问题，可以将取类比象和虚拟层次分析法相结合，从内到外，表里相合，天人合一，形成多层次论，这样就与中医学的整体观念非常契合了。

第五节　中医基本功的训练

中医基本功的范围广泛，比如要精通中医基础理论（包括阴阳、五行、藏象、气血津液、四气五味、五运六气、经络等），要掌握中医诊病的临床思路（包括病因病机分析、八纲辨证、整体观念等），要娴熟地背诵中医常用方剂，要认真地领会中医经典的精神实质。中医学不同于其他学科，它根植于中华传统文化，因此在治学上有其独特之处。

阴阳五行学说是浓缩的古代医家唯物论的辩证法思想体系，中医学将其作为理论去解释事物对立和相互关联的问题，进一步阐明人体的结构、病理生理变化，并直接用于临床诊疗。可以说，阴阳五行学说在中医理论中占据核心地位，对临床诊疗工作有重要的指导意义。学好阴阳五行是学习中医的必备条件，要想熟练应用中医理论，建立中医思维，就必须了解阴阳五行学说的内容。只有熟练掌握阴阳五行学说，才能在临床中应用，同样只有足够深入地了解阴阳五行学说，才可能发现其中的不足，进而不断完善。有一些学生和中医师，对阴阳五行理论的内容掌握得不够清楚，在学习和工作中较少真正地使用该学说，甚至对阴阳五行怀有偏见，认为学习中医与学习阴阳五行是两个独立事件，不必一概而论。事实上，抱有这些思想的人没有真正学好阴阳五行，或者只是学了皮毛。古往今来，在中医学领域有所建树的中医大家，都在他们的从医生涯中深切体会到了阴阳五行学说的伟大之处，认为在临床上接诊、辨证、确定治则、开具处方等每个环节都无法与其脱离。《素问·阴阳应象大论》曰：善诊者，察色按脉，先别阴阳。中医经典《黄帝内经》以阴阳为本，认为阴阳是疾病诊断与治疗的总纲。在八纲辨证中，阴阳为其他六纲的总纲。学习、精通阴阳五行学说是成为一个好的中医大夫的基础。

脏腑经络学说也是中医学重要的理论基础之一，通过学习脏腑经络的内容，能够了解人体不同脏腑经络的生理功能及病理状态下常见的变化和临床表现，分析其与自然环境间的关系，能够更好地服务临床，为辨证、辨病提供理论依据。气血津液学说实际上与脏腑经络学说密不可分，也是中医理论基础的重要组成部分。掌握上述理论是学好中医的基础，只有弄清楚不同脏腑各自的生理功能、相互作用的联系，知道每条经络的走行、交接规律，知道不同经络的生理功能，才能在临证时熟练应用，做出正确的诊断和治疗。作为一名合格的中医师，需要扎实地掌握理论知识，比如提到脾脏，就应马上联想到其位于中焦，是后天之本，气血生化之源，主运化水湿，能统血，与四肢肌肉功能息息相关，与胃互为表里，开窍于口，其华在面，属土，知道脾胃、脾肾、肺脾、心脾间的关系，这样临证时看到面色萎黄、便溏、纳差、口唇无华、苔腻、脉滑的患者，才能第一时间与脾建立联系，根据脾的生理特点，有的放矢，进行针对性治疗。

望、闻、问、切并称四诊，是中医收集病例资料的核心方法。虽然概括起来只有简单的四个字，但要想学好且用好并不容易，许多中医名家一生都在探索。望诊在接触患者的第一时间就开始了。望诊实际上至少应包含望患者神、色、形、发、五官、皮肤、口腔、舌体、舌质等，还可以观察患者的痰、尿、便等，其中舌诊是望诊的重要组成部分。闻诊主要靠嗅觉及听觉去判断患者的病情。问诊主要围绕患者的主诉及与之关联的情况进行，可以依照十问歌的顺序进行问诊，以免有遗漏。最后是切诊，单纯学习脉诊理论的话可能只需要几个小时，但是想真正应用好脉诊是需要不断钻研、实践的。中医四诊的运用像童子功一样，需要日积月累，不断提高。

辨证论治实际上就是通过四诊收集患者的信息，根据八纲辨证、脏腑辨证、经络辨证、气血津液辨证、三焦辨证、营卫辨证等基础理论对疾病进行分析和判断，这也是中医辨证、辨病的主要方式。上述各类辨证方法都有其存在的价值和道理，各有特点，又相互关联，熟练掌握各种辨证方法并应用于临床实践是学习中医、学好中医的又一项基本要求，而想要做到这一点，必须将理论与实践相结合，在认真学习理论知识的基础上将其反复应用到临床实践中，不断验证，不断思考。

中医学博大精深，一些中医临床医生虽然每天都在开处方、用中药，但是仍有很多知识掌握不全面，比如提到半夏，大家都能想到它具有化痰燥湿的功效，但有时候会忽略它还有降逆止呕、消痞散结的作用。我们在学习中药学时可先对中药的主要功效进行分类，再补充记忆其他功效，比如学习清热药时，先通过背诵的方式记住具有清热效果的中药，这样就掌握了这些药物共有的功效，再对每个药物各自的特点一一进行记忆。学习方剂学时，记住方子的药物组成是基础，在此基础上还要了解组方原则和用药规律，知其然也知其所以然，这样在临床应用时才能够灵活地进行加减变换。如果不掌握好基础知识，不能融会贯通，比如开具处方时只单纯罗列一些同类药物，或者用方套证，或者用西医对症治疗思路去加药对，通常无法获得满意疗效。以小柴胡汤为例，小柴胡汤是临床常用的和解少阳方剂，如果患者并没有心烦欲呕的症状，临证时就应该将半夏去掉，如果患者没有正虚的表现，大可不必应用党参，柴胡、黄芩才是该方的主药，临证时根据病情适当加减才是正确的用药方法。此外，一些中药组方原则，包括四气五味、十八反十九畏、药物毒性、君臣佐使处方原则等基础知识，也都应熟练掌握。可见，学好中药学和方剂学也是学好中医的重要基础，只有倒背如流，临证时才能心如止水，水到渠成。

中医经典是历代医家呕心沥血之作，是中医从业人员及爱好者必学的内容，是由基础到临床的桥梁。古今中外，中医名家无不穷尽一生去钻研这些医学典籍。下面介绍一下几部中医经典的基本情况及相关的学习方法。

《黄帝内经》由《素问》《灵枢经》两部分构成，是中医"四大经典"之一。一些中医基础学说和理论，比如阴阳、五行、藏象、养生学说、病因病机学说、运气学说等都源于此。可以说，中医理论体系是由《黄帝内经》构建的。中医整体观念也出自本书。此外，本书还记载了哲学、天文、气象、生物、地理、社会、数学、心理、音律等诸多内容，被后世医家奉为"医家之宗"，是中医从业者及爱好者的必读经典。

《伤寒论》由东汉名医张仲景著成，系统地对伤寒的病因、病机、临床表现、发展阶段和处理措施进行了论述，还首次确定了六经分类的辨证思想，为中医理、法、方、药理论体系的形成奠定了重要基础。想要学好《伤寒论》，首先要熟读并背诵原文。掌握《伤寒论》中各条文的内容后，可阅读《伤寒论浅注》及其他释本，以进一步深入学习。

《金匮要略》是《伤寒杂病论》中涉及杂病的部分，被认为是我国目前发现最早的关于杂病诊治的典籍，全书有25篇，记载了 60 多种疾病的治疗，收录的方剂有 260 余首，书中所述以内科杂病的治疗为主，还涵盖了外科、妇科、急救及饮食禁忌等相关内容，被历代医家奉为"方书之祖"。学习本书也应先背诵原文，然后参看相关文献的注释，进一步学习理论知识，最后应用于临床实践。

《难经》，原名《黄帝内经八十一难》，采用问答形式论述了脉诊、脏腑经络、病因病机、营卫、阴阳、针刺等方面的内容，独创了"独取寸口"诊脉法，确立了"三部九候"诊脉法，为四诊之脉诊奠定了重要理论基础。此外，该书还强调了肾的重要性，提出了以命门－元气－三焦为轴心的整体生命观，主张的命门学说至今仍是中医理论体系的重要组成部分。因此，该书被普遍认为是必读的中医经典著作之一。

《神农本草经》是我国现存最早的药物学专书。书中对历代医家的用药经验做了总结，收录了 365 种常用中药，并首创了三品分类法，根据药物的性能和功效将其分为上、中、下三品。在组方原则方面，本书首次提出了君臣佐使和七情合和的配伍方法，并且对各类中药的性味、产地、采摘、炮制都进行了详细的描述，对药学知识体系的建立有重要意义。

《药性歌括四百味》被称为启蒙式中医读本，全书对 440 多种药物的药性、功效、主治等进行了描述，因其朗朗上口，被世代相传至今，对中医初学者而言是一本不可多得的书籍，不过因其内容简短，且汉字文化不断发展创新，我们对书中的一些词语难免会有不一样的理解，因此建议初学者阅读本书时参考各类注释本进行综合学习。

《汤头歌诀》是清代汪昂所著的一本医学专著，书中记录了 300 多个方剂，依据功效的不同有 20 多种分类，以七言歌诀的形式对方剂进行了归纳概括，还对许多方剂进行了注释，便于中医初学者背诵学习，因此也被誉为中医"四小经典"之一。

《濒湖脉学》为明代著名医家李时珍所著，是继《脉经》之后的又一本脉学专著。李时珍号"濒湖老人"，所以本书名为《濒湖脉学》。全书采用歌诀的写作方式，包含《七言诀》和《四言诀》两部分，前者主要描述各类脉象的形状、主证及鉴别，后者据称是李时珍父亲依据宋代医家崔嘉彦所撰的《脉诀》删补而成，对脉理、脉法、杂病脉象、五脏平脉等进行了描述。本书中的歌诀便于背诵，流传较广，非常适合中医初学者学习。

《医宗金鉴》是清代由政府组织编纂的一部医学丛书，书中包含诸多典籍原文及注释，内容丰富，被赞为有图、有说、有歌诀，俾学者既易考求，又便诵习之书，故推荐中医学者学习。

第六节　如何理解经典并将其应用于临床

文化是一种社会现象，是一种历史现象，是社会历史的沉淀物。中医药文化就是有关中医药的思维方式、传统规矩、行为规范、生活方式和文学艺术，是对健康、疾病、生死的思考和感悟，是以中华传统文化为母体而存在的。中医经典其实就是中医药文化千百年来与临床实践碰撞的产物，作为中医人，要重视对经典的学习和传承。以"四大经典"为代表的中医经典所揭示的疾病原理和防治措施是千百年来医学圣贤总结出的生命科学内容，直到现在仍有很高的临床指导价值。知名哲学家冯友兰曾说：对古人的东西有两种态度，一是照着讲，二是接着讲。学习经典也是这样，要先学习其本意，在掌握原有意思的基础上再根据临床实践和自身心得体会进一步拓展，前者强调继承，后者则鼓励创新，这也是目前我们对待经典应该秉持的态度。对于中医药文化的传承，我们不能照本宣科，无视自然环境、社会环境和体质的变化，盲目、过度推崇中医，将其视为超越科学的存在，也不能妄自菲薄，否则不利于中医学的传承和发展。

读经典、做临床、跟名师是中医师的快速成长之路，也是提高中医从业者业务能力、培养优秀中医的重要途径。

一、读经典

我们应该带着疑惑和思考去读经典，不能泛泛而读。

中医经典有很多，不同时代对中医经典的理解和推荐也有所不同。例如，《礼记·曲礼》将《黄帝针灸》(即《灵枢经》)、《素女脉诀》及《神农本草经》作为经典，也就是后世所说的"三世医学"。后来，人们对中医"四大经典"的组成有多种看法，比如《黄帝内经》《神农本草经》《伤寒论》《金匮要略》，《黄帝内经》《伤寒杂病论》《金匮要略》《温病学》，《黄帝内经》《神农本草经》《伤寒杂病论》《难经》等组合。其中，部分学者认为不应将《温病学》纳入中医"四大经典"，因为它不是医学著作，而是多本著作的合集，且许多内容只能被视为《伤寒杂病论》的延续和发展。此外，中医学还有"四小经典"，即《医学三字经》《濒湖脉学》《药性赋》《汤头歌诀》，被视为中医初学者的启蒙课本。

学习经典，最关键的是学习辨证、辨病的中医思维。以《伤寒论》为例，全书采用六经辨证的方式对各类外感病进行分析，通过分阴阳、辨寒热、决虚寒来分析疾病的性质、病位、邪正趋势和演变，其意包罗万象，学习时要理解其真意，建立六经辨证的思维，这样不止可以将书中的治法方药用于外感病的治疗，还能融会贯通，举一反三，将其法用于各类疾病的治疗。我们在学习经典时应当下苦功夫将《伤寒论》中的条文背得滚瓜烂熟，这样的方法看似笨拙，但养兵千日，用兵一时，临证时信手拈来，方可使疗效满意。整体观念是中医辨证论治的基础，临证以整体观念为基础，将经典作为依据，对疾病的病因病机和预后转归有所把握，能够更好地发挥中医药优势，提升临床治疗效果。

二、做临床

我们要读懂和消化经典，"古为今用"，将所学应用于临床实践，并融入自己的想法。能否将学到的知识应用于临床是检验我们学习经典、领会经典、研究经典水准的方式。

中医经典是古人临床智慧的结晶。例如，《伤寒论》和《金匮要略》提倡方证对应，其实就是有什么证用什么方，临证时做到方证对应，能让辨证论治进一步落到实处，执简驭繁，获得满意疗效。"往来寒热，胸胁苦满，嘿嘿不欲饮食，心烦喜呕……"描述的是小柴胡证，上述诸症其实就是少阳病的特点，临证时只要抓住一点就能确定为少阳病，可给予小柴胡汤治疗，不必诸症悉具，即有是证，用是药。延伸开来，凡辨证用方，关键是抓住疾病的病机，不管是外感疾病还是其他杂病，都可以灵活使用。再如《黄帝内经》中有"邪在胆，逆在胃"的描述，与西医学对胆汁反流性胃炎发病机制的认识相似，临床治疗时将小柴胡汤、半夏泻心汤、旋覆代赭汤等作为基础方，适当加减，常能获得较好的疗效。

"观其脉证，知犯何逆，随证治之"强调了辨证论治的重要性，其实也是要求我们要踏实地做临床，对疾病的发生和消长有所判断，给予适合的治疗，形成以"证"为核心的辨证、辨病论治视野，组方时应遵循君臣佐使等原则。在辨证论治的过程中，应恰当地对四诊获得的信息进行取舍，去伪存真，以获得客观真实的诊断依据，比如当症状与舌象不相符时，多考虑"舍症从舌"，不为外在症状的假象所迷惑。辨证论治时还要重视对疾病发生发展过程的环节辨证，不能拘泥于某一特定证候，忽视疾病不断演变的自然规律。疾病的每个阶段都有相应的证候转变规律，因此治疗时应该对疾病所处阶段有所判断，随之辨证用药，这样才能获得满意疗效。如不以事实为依据，追求虚无缥缈的内容，虽引经据典，但纸上谈兵，就会把中医"玄学化"，对中医的长久发展有百害而无一利。

三、跟名师

老师就像茫茫大海中的灯塔，指引我们在知识的海洋里遨游。跟随好的老师学习，不仅能够了解经典，还能够更深层次地领悟经典，在学习的过程中不断纠正自我理解的片面之处。在医学的道路上，前人的经验和指导非常宝贵，跟好的老师学习，不仅能够帮助自己确定学习目标，还能够不断拓展自己的视野，让自己拥有宽于当下的眼界和视角。

跟师学习，要做到"七多"。

1. 多发问

我们在学习中医的过程中难免会有各种疑问，这时要多思考，带着问题去查阅资料，同时多向老师提问，说出自己的想法和疑惑，让老师帮忙尽量将问题讲解明白。

2. 多动手

医学不能脱离临床实际而纸上谈兵，要多动手，实践四诊，将所学应用到临床中去，在对患者的病情进行判断后多与老师交流，不断积累经验。

3. 多聆听

老师授课的内容通常包含了教材的核心知识和老师自身的宝贵经验，要多聆听老师的教诲，学习基础知识和老师的思维方式、学术观点，了解更多的辨证方法和用药原则。

4. 多阅读

学习中医不仅要阅读教材和中医经典，还要多看老师的临证处方、病志、论文和专著等，多学习老师的诊病思路，分析治疗结果。除此之外，还应该学习西医学知识，了解各中医学疾病对应的西医学疾病诊断和病理生理变化，做到中西医融会贯通。

5. 多记录

跟师学习时，要注意记录每个知识片段，随听、随看、随记，如果当时没有机会记录，事后要进行回忆，并进行拓展学习，长此以往，可以积累很多宝贵的经验。

6. 多思考

跟师学习后要对所学的知识进行归纳总结，然后不断复习和思考，在整理材料的过程中总结老师诊病的思维和规律。跟随老师出门诊时应注意独立思考，比如我四诊收集的病例资料与老师关注的内容有没有区别，患者得的是什么病，我自己接诊的话应该用什么方药，只有认真思考，才能发现自己不足的地方，若有不明白的地方，可以把疑问先记录下来，事后向老师请教，这样的思考方式有助于提高临床技能。

7. 多使用

在跟师过程中要勤于临证，遇到相似病例时要敢于处方用药，将老师的经验方法应用于临床实际，发现问题时及时请教，这样医技会迅速提高。

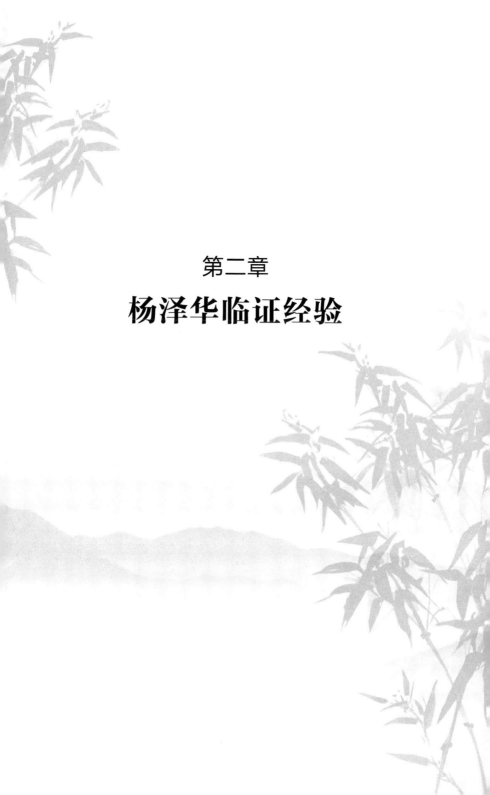

第二章

杨泽华临证经验

第一节　中风的诊治

早在《黄帝内经》中就有关于中风的论述，书中对中风在不同阶段的临床表现有所概括。例如，书中将中风病昏迷期称为仆击、大厥、薄厥，将合并肢体活动不利者称为偏枯、偏风、身偏不用、风痱等。关于中风的病因，《黄帝内经》认为感受外邪、情志不畅、过劳都是本病的诱发因素，其中《灵枢经》提到虚邪在身半客居，深入营卫，此时如患者营卫不固，则体内真气不足，邪气会乘机发病，导致偏枯。《素问》中提到怒则气上，过怒会引发气血冲逆上脑，血液不随经脉运行，而是随气冲逆而上，脑络运行不畅，气滞血瘀，则发为中风，中脏腑。朱丹溪所著的《格致余论》中提到中风患者大多有血虚，且有痰浊阻滞于内。《素问·脉解》曰：内夺而厥，则为喑俳，此肾虚也。年老体弱或久病体虚，内耗精气，可导致气血不能滋养脑络，引发言语不利及肢体废用，说明中风的发生与正气不足有关。本病的病位在脑，与肝、脾、肾均密切相关。《黄帝内经》以后历代医家对中风的病因病机及辨证治疗均有相关论述，总结起来大概分为两方面：在宋代以前以外风致病的观点为主，认为血脉空虚，以风邪为主的六淫侵入脉络，可引发中风，治疗上以益气扶正、祛风通络为主，宋代以后许多医家提出内风致病的观点，其中元代医家王履首次提出"类中"及"真中"这两个病名。

中风也称"脑卒中"，是临床常见疾病，起病急，具有较高的致残率、致死率、复发率，根据发病机制的不同，临床上可分为出血性中风及缺血性中风两种。中风多为猝然起病，多见于中老年人，可表现为突然意识不清、半身不遂、失语（即构音障碍）、昏仆、口角㖞斜等。其中，半身不遂、失语是中风病很常见的后遗症，给患者的学习、工作及生活带来极大困扰，严重影响患者的生存质量，且常需要亲人照料，给家庭及社会都带来了较大压力。当今，中风的发病已日趋年轻化。杨泽华从事中医脑病科临床及教学工作数十年，对中风后出现失语及半身不遂患者的治疗有着丰富的临床经验。

中风与西医学的脑血管疾病症状相似。西医学中的脑血管疾病，包括脑出血、脑梗死等，其病理机制及临床表现与《黄帝内经》中"大厥""薄厥""煎厥""僵仆"等的病理机制及临床表现相似。

古代医家根据患者的临床表现对中风进行相应的记录，患者以突然意识不清、晕倒为主要表现时，《黄帝内经》中对应的疾病名称包括"仆击""薄厥""暴厥"等；患者以肢体偏瘫为主要表现时，对应的疾病名称则为"偏枯""身偏不用"等。唐宋以前，医家多认为中风是由"内虚邪中"引发的，金元时期对中风病因的认知出现较大改变，认为许多中风是由"内因"引发的。以刘河间为例，其对中风病病因的描述为中风皆因火热，认为内火是致病主因。李东垣认为正气亏虚是中风致病的主要因素。朱丹溪认为痰生热，热生风，中风的主要病机是痰邪内生。

《黄帝内经》中有许多关于中风病机的论述。首先是外风，外感风邪，风邪入侵后，体内脏腑及气血功能失衡，饮食不节、情志不遂等因素也会增加风邪的致病风险。《素问·风论》中对外风有相关论述，认为外风对人体的损伤表现为虚热、热中或偏枯等。《灵枢·刺节真邪》认为虚邪偏客于身半，且深居体内，当患者营卫受损，真气亏虚时，体内邪气就会致病，导致偏枯。《灵枢·热病》针对偏枯也进行了论述，认为如果身体偏瘫但周身不痛，言语不利但神志清楚，则疾病在分肉之间。患者周身没有疼痛症状，四肢活动如常，神志及意识清楚，言语低微时，预后可；如果患者彻底失语，则预后不佳。上述论述都反映了古人对外风致病的认识，外风入侵体内，导致正气亏虚是疾病发生的主要原因。另外，古代医家认为气血失衡也是导致中风的重要原因，《黄帝内经》中也提及肝肾亏虚可引发偏枯，只不过不是以中风这一病名进行论述的。

古代医家还对情志不畅、饮食不节致病进行了细致的描述，比如《素问·六元正纪大论》提到木郁发之，患者出现头晕耳鸣、视物旋转、无法认人症状时，则容易患暴僵仆。《素问·生气通天论》中记载偏阳性体质的人，过怒会导致形气绝，血会上涌至头面，让人出现薄厥。《素问·脉解》也提到容易发怒的人，阳气不得治，肝气当治但未得，因此容易发怒、脾气暴躁的人容易患上煎厥。阳性体质的人，烦劳则张，精气耗损，在夏天容易发生煎厥。《素问·调经论》提到气血向上并行，发作时为大厥，患者容易暴死，如果患者气机复反则预后良好，否则病情可能会进一步加重，甚至导致死亡。《素问·通评虚实论》对仆击偏枯疾病也有描述，认为这是贵人及嗜好食用厚甘肥腻之人容易发作的疾病，并称之为膏粱之疾，可见古人认为饮食不节是引发中风的一大原因。

关于中风的病位，《金匮要略》认为分"邪在络""邪在经""邪入腑""邪入脏"四类，由浅到深。金元以前，以孙思邈为代表的医家认为中风的治疗应以祛邪散风为主，在此之后各代医家大多主张根据患者的实际情况进行辨证治疗。

一、中风的病因病机

杨泽华认为，内伤积损成疾是中风的病理基础，而饮食不节、情志不畅、复感外邪，造成机体功能失衡则是诱发疾病的关键因素。风、火、痰、瘀阻滞经络，致半身不遂、舌强不语，发为中风。本病病位在脑，但疾病的发生发展过程与肝、心、脾、肾等脏腑均密切相关。杨泽华认为，中风本虚而标实，本虚多体现在气虚、阴虚、阳虚上，标实则体现在风、火二邪及痰瘀阻滞上。

1. 内风动越

脏腑功能受损、阴阳不均衡是导致内风的主要原因，另外火邪过盛及血虚内燥都可引发内风。内风出现后，体内的气、火都会上浮，导致血脉上扰，引发中风。内风是导致中风发生的重要内因，同时也是中风进一步发展的关键病理基础。

2. 五志化火

情志不畅可以致病，七情内伤、五志（怒、喜、思、悲、恐）过度，可能引发心神昏聩、筋骨失用，令人突然倒地，意识不清。情志不畅是中风发病的重要诱因。

3. 痰阻经络

痰的生成与风、热、湿密切相关。因风致痰，主要指肝风内动夹痰，窜动于脉络中，上蒙清窍。因热致痰，主要指痰久郁不下，郁而化热。湿痰多与久病体虚或中风恢复期存在气虚不能助脾化痰利湿的问题有关。痰阻经络，引发中风，可导致肢体偏瘫、构音障碍等临床表现。

4. 气机不调

气机不调，包括气虚、气逆及气郁等。李东垣认为正气不足与中风的发生发展密切相关。

5. 瘀血阻滞

瘀血主要指离经之血及血液运行不畅后停滞在某一部位的血液。一方面瘀血是某一种或几种疾病的病理结果，另一方面瘀血又是导致某些疾病发生的诱因。瘀血的形成与气滞、气虚、血热、血寒等诱发血液运行不力有关，如果患者血热妄行，离经之血也可成瘀。瘀血阻滞是引发中风的一大病因。

6. 痰瘀互结

中风急症大多与痰瘀互结有关，且临证时痰瘀互结也是最多见的中风证型之一。现代人生活水平明显提高，多数人对肥甘之品摄入过多，导致脾胃功能失调，运化能力下降，因此痰浊内生，阻滞气机，进而影响血液的正常运行，久则成瘀，痰瘀互结，痹阻脑络，可引发中风。过去针对血瘀的研究较多，而对痰瘀互结的研究相对偏少，实际上痰瘀互结贯穿中风病发生发展的全过程，以痰瘀互结为病理依据进行分阶段辨证治疗，临床疗效显著。在活血化瘀的基础上化痰通络，能够显著改善缺血性中风患者的临床症状和预后，改善患者的血液黏稠度，还能够促进患者的血液循环。对于中风病的治疗，祛痰化瘀是关键，通过祛痰浊、化瘀血，能够让脑络通畅，恢复体内气血运行，促进恢复。相关报道认为痰瘀同治之法其实就是借助药物改善患者的血流动力学，通过提高血液运行效率，达到抗炎症反应、抗凝血、调血脂、稳定斑块等治疗效果。中医强调辨证论治，认为任一种疾病都存在不同的演变过程，而方随法立，法从证出，因此证候的不同决定了治疗的差异，只有辨证论治，证与方药相对应，才能取得满意效果。中风具有高致残率和高致死率，加强对痰瘀互结型缺血性中风的诊疗研究是中医神经内科的重要使命。痰瘀互结会增大疾病的治疗难度，单独祛瘀不化痰，或者反之化瘀不祛痰，都不利于患者的恢复，只有痰瘀同治，才能有效遏制疾病发展。

杨泽华认为，中风与痰邪关系密切，痰浊是一种常见的有形病理产物，具有较强的黏性。下列五种情况可能会增加痰浊内生的风险。

第一，患者高龄或素体多病，脾胃功能较差，无法运化水湿，水湿聚而成痰。

第二，患者平时饮食不节制，摄入过多肥厚或辛辣之品，或嗜酒过度，造成脾虚，水湿无法排出，聚而为痰。

第三，患者久病体虚，阳气不足，失于温煦，气化不够，津液代谢功能失调，水湿停滞，痰湿内生。

第四，患者肾阴亏虚，虚阳化热，炼液为痰，或肝肾阴津不足，无以制阳，导致肝阳冲逆犯胃，引发脾胃功能失调，使痰湿聚于体内。

第五，患者情志不遂，肝失疏泄，气机阻滞，气不能推动水液运行，停聚为痰。

中风急性期痰瘀互结于脑络，可导致气血运行不畅，引发猝然昏仆，意识不清，肢体活动不利，口眼㖞斜，言语不清等，久之会进一步加重瘀血和痰湿内生，形成恶性循环。

二、中风的辨证论治

杨泽华认为，中风可分为急性期及恢复期，急性期患者标实较重，应遵循急则治其标的原则，先以祛邪治疗为主，待患者病情稳定，趋于恢复期时，再加以扶正治疗，达到标本兼治的治疗目的。

1. 中风急性期

中风病急性期应以祛邪开窍为主，同时加以通腑，常分为风火上扰、风痰阻络和痰热腑实三证。

（1）风火上扰证

临床表现：半身不遂，口眼㖞斜，言语不利或不能言语，有明显头痛伴头晕不适，还可见脸面发红，口干口苦，心情烦躁，容易生气，小便短赤，大便干，血压多可见升高。舌质淡红，苔黄腻，脉弦而数。

治法：平肝泻火，开窍通络。

方药：天麻10g，钩藤40g（后下），石决明30g（先煎），牛膝20g，夏枯草30g，菊花30g，丹参30g，珍珠母30g（先煎），赤芍15g，黄芩10g，栀子10g，川芎10g，牡丹皮20g，水蛭5g，竹茹15g，石菖蒲20g，远志20g。

（2）风痰阻络证

临床表现：肢体活动不利，口眼㖞斜，言语不利或不能言语，自觉反复头晕，痰多质黏，不易咳出。舌质偏暗，苔白或黏腻，脉弦滑。

治法：化痰开窍，活血通络。

方药：半夏15g，橘红20g，枳实10g，胆南星10g，石菖蒲20g，远志20g，茯苓20g，酒大黄5g，川芎15g，桃仁20g，红花20g，牛膝20g，鸡血藤30g，水蛭7.5g。

（3）痰热腑实证

临床表现：半身不遂，口眼㖞斜，言语不利或不能言语，伴有腹胀便秘，反复头痛不适，眩晕，痰黄且量多。舌质暗淡，苔黄且腻，脉滑，或活动障碍一侧的脉弦滑。

治法：清热化痰，通腑开窍。

方药：生大黄10g，芒硝10g，瓜蒌30g，胆南星10g，栀子10g，玄参20g，天竺黄15g，川贝母10g，石菖蒲20g，远志20g，郁金20g，丹参30g，牛膝20g，桃仁20g，水蛭5g。

杨泽华认为，中风病急性期的治疗还应注意祛痰化瘀。《血证论》曰：治水即以治血，治血即以治水。中医学认为，津血同源，祛痰法能够通过利水达到部分化瘀活血的治疗目的。杨泽华临证时经常将涤痰汤作为基础方治疗缺血性中风，临床疗效颇佳。与二陈汤相比，涤痰汤具有更强的燥湿化痰功效，并且擅长行气化痰，在此方的基础上加用活血通络中药，如丹参、红花、桃仁、水蛭、地龙等，能够提高祛瘀生新的功效。此外，涤痰汤能够开窍醒神，对中风急性期有意识障碍表现的患者疗效确切。杨泽华认为，中风急性期患者意识障碍、猝然昏仆、肢体活动不利等往往与风痰或痰火蒙蔽清窍有关，治疗时应注意祛风化痰开窍。

2. 中风恢复期

中风恢复期以扶正为主，以祛邪为辅。杨泽华认为，恢复期患者多有气虚及阴虚症状，缓则治本，以扶正为主，然半身不遂、失语之症俱在，乃瘀血、湿痰阻络而成，故当标本兼顾。

临床主要证型可分为气虚血瘀及阴虚血瘀两种。

（1）气虚血瘀证

临床表现：半身不遂，口眼㖞斜，言语不利或不能言语，面色㿠白，少气懒言，口角流涎，容易出汗，活动后尤甚，时有心悸，大便溏，四肢末端肿胀。舌质暗淡，边有齿痕，苔白腻，脉沉无力。

治法：益气活血，养血开窍。

方药：黄芪50g，红花15g，桃仁20g，当归15g，地龙15g，赤芍15g，川芎10g，桑枝30g，牛膝20g，鸡血藤30g，豨莶草30g，伸筋草30g，党参20g，石菖蒲20g，远志20g，水蛭10g，全蝎10g。

（2）阴虚血瘀证

临床表现：半身不遂，口舌㖞斜，言语謇涩或失语，眩晕耳鸣，五心烦热，口干舌燥。舌体偏瘦，舌质红，津亏苔少，脉弦细数。

治法：滋阴补肾，息风通络。

方药：生地黄30g，玄参20g，麦冬20g，北沙参20g，枸杞子25g，当归20g，牛膝20g，川楝子20g，桃仁20g，龟甲10g（先煎），何首乌30g，女贞子40g，秦艽15g，鸡血藤30g，益母草20g，石菖蒲20g，远志20g，水蛭10g。

3. 用药经验

杨泽华根据本虚标实的主要病机遣方用药，又依据患者风、火、瘀、痰、虚等标实的轻重程度，进行针对性加减。

（1）治风必治肝

《素问·至真要大论》曰：诸风掉眩，皆属于肝。风证之产生，无论何种原因，必累及肝经，始能生风，故杨泽华治风常从肝经入手，根据辨证的不同，可用黄芩、生地黄、栀子等疏肝清肝，用钩藤、天麻、全蝎等平肝息风，用枸杞子、石决明等滋阴潜阳，用白芍、生地黄、当归等养血柔肝。

（2）治痰当健脾

脾主运化，是后天之本，是气血生化之源。肝脾二脏关系密切，脾土素虚或肝气横逆犯脾，均可导致脾运失司，聚湿成痰。若患者为阳盛体质则痰从热化而成热痰，若患者为寒盛体质则痰从寒化而成寒痰。热痰、寒痰均能阻滞经络、阻闭舌窍，进而导致半身不遂、失语。杨泽华在临床上治疗风痰、痰热阻络的患者时，多应用法半夏、胆南星、竹茹等以祛痰通之，同时常配伍石菖蒲、远志以化痰开窍，前者辛温，可禀水精之气，外可沟通九窍，内能濡养脏腑，入心能转舌，入肺可开窍，因此不论是有形之痰还是无形之痰，都能祛除，后者同样具有祛痰开窍的功效，还能宁心安神。若患者脾虚，气血生化失常，气虚无以行血，导致气血痹阻，血虚则肌肉筋脉失于濡养，血瘀阻滞舌本脉络，形成中风半身不遂失语之证，治疗时常配伍黄芪、茯苓等药以益气健脾，达到补益气血生化之源和制约生痰之源的目的。

（3）治瘀当活血

宋代医家陈自明在《妇人大全良方》中提到治风先治血，并指出血行通畅则风自除的观念。杨泽华也认为中风患者脑内清窍空虚，邪气易于侵袭，留下瘀血久不能祛，治疗时常应用丹参、红花、水蛭等善于活血化瘀的药物。水蛭有助于祛瘀以清除留滞之血，即用有形之药物清除有形之血。丹参归心、肝经，在活血化瘀的基础上还能生新血、祛旧血。红花与桃仁配伍是治疗血证的经典组合，在化瘀止血方面有良好的疗效。

三、缺血性中风痰瘀互结证的诊治

杨泽华认为，缺血性中风发病的根本原因在于正气亏虚，脏腑功能衰退，体内阴阳失衡，复因感受外邪或其他致病因素引发气血运行失常，经络受阻而发为本病。例如，患者平素肾气亏虚，或年龄偏大，脏腑功能下降，肾元不固，阴亏阳亢，再因调养不当，过于劳累，或情志不遂，为情志所伤，引发肝阳上亢，心火内盛，肾水不能与之抗衡，阴虚阳亢，血气上行头面，闭塞清窍，气血冲逆，心神受阻，筋骨失用，则见猝然倒地而不自知。患者饮食不节制，偏好肥厚之品，导致脾之运化功能失调，痰湿无以外排，滞留在体内，久则化热伤阴，肝肾津亏，再因内伤，或过劳，或情志不遂，而肝阳上亢，痰气蒙蔽清明，阻滞经络，引发中风。因此，根据中风发病机制的不同，可将其分为5种证型，分别为痰瘀互结、痹阻血脉型，痰热腑实、风痰上扰型，肝阳上亢、风火上扰型，阴虚风动型，以及气滞血瘀型。临床上可见患者突发倒地，意识不清，肢体活动不利，口眼㖞斜，言语不清等，较轻者可能意识清楚，但通常可见肢体活动不利或口眼㖞斜。

四、中风后智能障碍的诊治

中风后智能障碍是中风后患者出现思维迟钝、记忆力差、无法定向、理解能力下降、计算障碍等一系列临床症状的神志类疾病。中医学认为，中风后智能障碍的发病机制以脑络受阻、髓海不足为主，由此引发元神失于濡养，灵机受损。该病多见于老年人，相当于西医学的血管性智能障碍，多数由脑血管疾病引发，包括脑梗死、脑出血及慢性缺氧性脑血管疾病，是脑血管损伤后对应神经受损而出现的以智力损伤为主的智能障碍综合征。患者既往多有脑血管病史，记忆力、计算力、判断力下降，以及抽象思维、定向缺失等，社会能力也明显丧失。患者病情发展呈阶梯样，起初仅表现为失眠、健忘、头晕、头痛等，逐渐伴有情感障碍，神情淡漠，对身边事情没有足够的热情，情绪不稳定，综合能力下降越发明显，部分患者的人格也会出现较大改变。目前，我国老龄化趋势日益明显，脑血管疾病的发病率也在持续增加，中风患者增多后中风后智能障碍的患者也随之增多。对中风后引发的智能障碍，现在还没有针对性用药，故研究中医药预防或治疗本病显得尤其关键。

1. 病因病机

杨泽华认为，中风后智能障碍一般从"虚、瘀、痰、火、郁"五方面入手，而气虚可致痰生，痰液聚集又进一步加重瘀血程度，且痰瘀后也会引发气虚，各致病因素相互演变，而成繁杂之变相。因此中风后智能障碍的治疗，辨证是难点。杨泽华认为，中风后智能障碍多由气虚血瘀所致，根本病位在脑，病机以髓海不足、灵机受损为主，瘀血是主要的病理产物。气虚血瘀是本病的关键致病因素，气血充足则精神饱满，元神、五脏精气有赖于气血的濡养，气血充盈是有神的重要基础。气虚无力行血，血脉瘀滞，则气血亏虚，清阳不升，脑失濡养，轻窍失灵，则脑主神明的生理功能下降。

2. 辨证分型

杨泽华从事中医脑病临床工作数十年，提出中风后智能障碍可主要分为以下 5 种证型。

（1）痰瘀互结型

临床表现：中风后智能障碍，伴有头重如裹，胸脘胀闷，痰多恶心，精神不振，或喜怒无常，言语错乱，纳差，嗜睡。舌质紫暗，可见瘀斑，苔腻，脉弦滑。

治法：活血通络，化痰开窍。

方药：自拟清脑化痰汤加减，含竹茹、蜈蚣、地龙、半夏、石菖蒲、炙远志、桃仁、川芎、丹参、水蛭、牛膝等。如果情绪烦躁，可加酒大黄、厚朴等。

（2）气滞血瘀型

临床表现：中风后智能障碍，神情淡漠，神志错乱，烦躁易怒，情绪多变，面色晦暗无光，两胁胀闷不舒，健忘。

治法：行气活血，化瘀通窍。

方药：癫狂梦醒汤加减，含醋香附、北柴胡、紫苏子、钩藤、白芍、红花、川芎、桃仁、当归等。如患者睡眠较差，梦多，加龙骨、牡蛎等重镇安神之品。

（3）气虚血瘀型

临床表现：中风后智能障碍，乏力气短，少言寡语，周身疲倦，表情呆滞，四肢不温，面色枯黄，流涎。舌质暗淡，舌体偏胖，苔白，脉细弱。

治法：益气通络。

方药：补阳还五汤加减，含黄芪、川芎、白芍、红花、丹参、葛根、石菖蒲等。

（4）髓空血瘀型

临床表现：中风后智能障碍，腰膝酸软，听力下降，耳鸣，喜卧，身体慵懒，记忆力下降，四肢震颤，走路不稳。舌嫩，苔白，脉沉细。

治法：填精补髓，化瘀止血。

方药：以化瘀补肾药为基础，常用熟地黄、山茱萸、枸杞子、川芎、丹参、红花、地龙等。如果二便失禁，可加桑螵蛸、益智仁等固摄肾精之品。

（5）肝肾阴虚型

临床表现：中风后智能障碍，腰膝酸软，听力下降，耳鸣，憔悴，头晕目眩。唇偏红，舌淡红，少津，脉细微数。

治法：滋补肝肾，化痰开窍。

方药：左归丸加减，含山茱萸、泽泻、牡丹皮、知母、生地黄、枸杞子、黄柏、龟甲、白芍、水蛭、地龙、通草等。

3. 老年人中风后智能障碍的治疗

针对老年人中风后智能障碍，中医学过去多从虚论治，但临床上多见虚实夹杂，如果患者舌质紫暗，舌下有瘀点，治疗时予以化瘀止血，多见佳效，提示中风后智能障碍与血瘀存在明显相关性。脑为元神之府，由人体精髓集聚而成，神元需要有气血的滋养，精髓充实才能发挥其本能，而老年人群精髓不足，中气渐衰，全身脏腑功能下降，气机不畅，血液运行受阻，兼有瘀血阻滞脉管，蒙蔽清阳，脑髓不足，导致患者出现神志异常，表情淡漠，情绪不稳，记忆力及计算力减退等智能障碍症状。另外，中风为病，病程长，病情重，久病必然耗伤元气，导致元气不足，脏腑功能减退，从而使症状持续加重。在治疗上，杨泽华认为对于中风后出现的不同程度的智能障碍，应辨证施治，攻补得当，以补虚不助邪、攻邪不伤气为原则，常使用补气活血药物。如黄芪大补脾胃之元气，气为血之帅，气行则血行，瘀祛而新生；川芎能够益气行血，性升浮，能上达清明，是血中气药，被广泛用于脑血管疾病的治疗；赤芍、桃仁、红花活血化瘀；伸筋草、鸡血藤舒筋活血；郁金、玫瑰花疏肝活血；等等。杨泽华治疗中风后智能障碍还善用虫类药，一方面虫类药能透邪外出，化瘀止血，通经活络止痛，另一方面虫类药擅长攻冲走窜，能够调和脑络，达到改善脑部循环，恢复和提高脑功能的目的。水蛭味咸，可入肾经，能入血，擅长活血化瘀，有破瘀不伤正的特点。地龙、全蝎破血逐瘀，可以提高活血通络的效果。此外，因为老年人群自身精气亏虚，因此中风后智能障碍非一时一药能纠正，切忌猛药急攻，应缓慢用药，循序渐进，同时配合康复训练，适当进行心理疏导，嘱咐患者坚持治疗，合理饮食，嘱咐患者家属加强对患者的照料，以提高临床疗效，取得满意效果。

五、针灸在中风治疗中的应用

在中风的防治及恢复方面，针灸治疗具有自身的优势，且在临床上往往能够取得较满意的疗效。

1. 针灸治疗中风的历史

古代诸多医家重视用针灸治疗中风，记载针灸治疗中风的经典古代医籍包括《黄帝内经》《针灸甲乙经》《肘后备急方》《备急千金要方》《千金翼方》等。《黄帝内经》将中风的病因分为内因、外因两种，不过针对内因引发的中风没有详细记载，而对于针刺治疗外感邪气引发中风的记载颇多，具体原则为虚则补之，实则泻之，针刺分肉之间。对于临床症状表现为"尸厥症"的患者，《黄帝内经》详细介绍了五个穴位的针刺方法及药物治疗措施。《黄帝内经》对中风的病因病机有许多论述，后世医家对中风内因、外因的认识几乎都是基于《黄帝内经》发展而来的，不过该论著对针刺治疗中风病的论述不是很多。晋代的《针灸甲乙经》是较早的专业针灸典籍，继承了《黄帝内经》中对于中风病的认识，在针灸治疗方面选穴考究，以局部选穴为主，也有部分局部与远端取穴相结合的内容，还有关于辨证取穴的内容，书中记载的部分针灸治疗及选穴方法被沿用至今。晋代医学针对针灸治疗中风病已经形成了较好的选穴理念。《肘后备急方》也是在晋代形成的著作，书中记载了以灸疗为主的十一种针灸方，简便易行，同《针灸甲乙经》相比，在针灸治疗中风方面又有进一步发展，尤其是灸疗方面，还首次提出器具灸治疗中风后遗留的偏瘫、风痹病，其治疗方式和理念至今仍被广泛认可。唐代的《备急千金要方》和《千金翼方》对中医分类、用药和针灸都有详细记载，阐述了针药同用的临床治疗方法，还提出在没有中风或初患中风时可通过针灸、中药疗法或熏蒸法防御外风。书中所载的灸方明显多于针方，还首次提出应用苇管对耳部穴位进行针刺以治疗中风引发的面瘫，现在仍有应用该法对面神经炎、感觉神经性耳聋、动眼神经损伤等疾病进行治疗后取得满意疗效的报道。在灸疗方面，书中指出要根据疾病所处的不同阶段调整用量，还强调在灸疗过程中穴位选择先后次序的重要性。元代王国瑞所著的《扁鹊神应针灸玉龙经》指出，应用针灸治疗中风后遗肢体偏瘫的患者时应先于无病手足针，应补不应泻，随后再针对手足病施针，应泻不应补，显然其在《灵枢经》的基础上进一步发展了中风的补泻针刺疗法理论。因历代医家对针刺治疗中风均有较多对理论知识和临床经验的总结，针灸治疗中风不断创新和发展，一些预防性治疗措施也得以出现。针灸是中医治疗的重要组成部分，是非药物治疗措施，因其具有操作简单、经济成本低、疗效确切、安全性高等优势，在临床上仍占据一席之地。

2. 针灸治疗的时机及原则

（1）针灸治疗的时机

应在患者中风急性发作后，病情稍稳定时进行针灸治疗。

（2）针灸治疗的原则

在经络理论的指导下，根据不同分期及不同辨证进行科学合理的选穴并采用合适的针灸手法进行操作，其中常用的针刺类别有体针、头针、电针、耳针、眼针、梅花针等。

3. 针灸治疗的方法

临床治疗时可根据中风的类型，按中脏腑及中经络进行传统辨证选穴及循经取穴治疗。

主穴：肩髃、极泉、曲池、手三里、外关、合谷、环跳、阳陵泉、足三里、丰隆、解溪、昆仑、太冲、太溪。

配穴：闭证加十二井穴、合谷、太冲；脱证加关元、气海、神阙。

在具体施治时应结合患者病后的表现，比如是否出现吞咽功能受损、肢体偏瘫、言语不利、呛咳、便秘、尿失禁等，适当进行穴位增减。如果吞咽困难，可加翳风等，或对咽后壁进行点刺治疗；如果尿失禁或尿潴留，可选择中极、曲骨、关元等，进行局部按摩、热敷等治疗。

除传统选穴外，头穴丛刺长留针间断行针法、抗痉挛针法等在临床上的应用也比较多。下面对临床常用的针刺技术进行简单介绍。

（1）对有假性延髓性麻痹症状的患者进行项针治疗

操作方法：患者取坐位，选择 0.4mm×50mm 规格的毫针，对患者的风池等穴针刺 1～1.5 寸，刺入时针尖略朝向内下方，以 100 转/分的捻转手法治疗 15 秒，后留针 30 分钟，留针期间行针 3 次，然后起针。再对患者的廉泉、外金津玉液等穴进行针刺治疗，选择 0.4mm×60mm 规格的长针沿舌根方向向内刺入 1～1.5 寸，如患者吞咽困难、饮水进食呛咳、构音障碍，则对上述穴位分别直刺 0.3 寸，快速捻转治疗 15 秒后迅速起针，不再留针。

注意事项：患者饥饿、劳累或精神异常紧张时，不宜进行治疗。如果患者高龄或素体虚弱，针刺强度不宜过高。

（2）对中风后言语不利的患者进行头皮投射区围针治疗

操作方法：参考患者的影像学检查结果，选择 28～30 号 1～1.5 寸规格的毫针，在病灶同侧头皮垂直投射区进行围针治疗，施针数量参照患者病灶区进行适当增减，操作时针尖皆刺向投射区中央。有得气感后以 180 次/分的捻转频率治疗 1～2 分钟，随后留针 30 分钟，留针期间再行针 1 次。

注意事项：劳累、饥饿或精神异常紧张时不宜进行针刺治疗。对患有出血性疾病或凝血功能异常的患者不宜进行此项治疗。起针后应对针孔进行适当按压。

（3）毫针技术

主穴：百会、风池、曲池、外关、合谷、环跳、阳陵泉、足三里。

配穴：可随症配穴，足内翻者加丘墟透照海，便秘者加天枢，语言不利者加廉泉。

刺法：直刺，或行提插捻转手法。针刺风池时针尖向鼻尖方向斜刺 0.8 ～ 1.2 寸，针刺廉泉时向舌根方向斜刺 0.8 ～ 1.5 寸。

疗程：急性期每日治疗 1 次，恢复期及后遗症期隔日治疗 1 次，每次留针 20 ～ 30 分钟，10 次为 1 个疗程。

（4）耳针技术

头痛者以揿针埋于脑、额、枕、胆、神门等耳区穴位，不寐者以揿针埋于皮质下、心、肾、肝、神门、垂前、耳背心等耳区穴位，便秘者以揿针埋于直肠下段、大肠、脑等耳区穴位。每周 1 ～ 2 次，每次留针 1 ～ 2 日，2 周为 1 个疗程。

（5）眼针技术

眶外横刺肝区穴、肾区穴、上焦区穴、下焦区穴。风痰阻络者加脾区穴，痰热腑实者加脾区穴、胃区穴及大肠区穴，气虚血瘀者加心区穴、脾区穴。每日针刺治疗 1 次，2 周为 1 个疗程。

注意事项：在对下焦区进行针刺时，针尖应从鼻梁正中与两眼内眦连线的交点处刺入，然后分别向目内眦方向刺约 0.5 寸。

中医学对中风的病因分析与西医学的诊断标准存在共性，比如中医学认为气血逆乱可致病，认为气血运行异常与疾病的发展有关，这与西医学认为的血流量不足可致病相呼应；中医学认为脑脉痹阻或血溢于脑可致中风，与西医学对脑梗死及脑出血的病理机制认识相对应。中风的中医治疗一般以药物口服及针灸为主，其中针灸治疗中风的方法多样，且通过临床观察得出针刺治疗介入得越早越好。针刺可以让局部血管扩张，达到促进侧支循环、提高脑梗死病灶区有效血流量的目的，同时相关研究还证实通过针刺能够抑制细胞凋亡，抑制梗死区细胞内毒性物质的增多，改善组织能量代谢情况。针灸治疗中风可以有效调理气血，疏通经络，对局部及整体治疗均有显著疗效，且操作简单、安全，是一种绿色治疗手段。针灸治疗中风在基础理论和临床实践方面都有较高的研究价值，有待我们进一步研究和挖掘。

第二节　头痛的临床诊治要点

头痛是临床常见的病症，有些患者头痛反复发作，缠绵难愈，极大地影响了生活和工作质量。中医学对于头痛治疗有着丰富的案例记载，疗效显著。

中医学的"头痛"病名已知最早见于在湖南长沙附近的马王堆汉墓出土的帛书《阴阳十一脉灸经》。中医经典著作《黄帝内经》中将头痛疾病称为"首风""脑风"。《东垣十书》中根据内伤与外感疾病的区别，将感受六淫外邪引起的头痛称为外感头痛，将人体内邪气引起的头痛称为内伤头痛。《古今医统大全》中讲到导致头痛的内邪有气血、痰饮、气郁的分别，导致头痛的外邪多为风邪、寒邪、暑邪、湿邪等。《伤寒论》通过六经辨证对头痛进行分类的方法已经成为临床治疗的经典方法。根据六经辨证，太阳经头痛的患者疼痛多位于脑后至颠顶连项；阳明经头痛的患者疼痛连目珠，疼痛多位于额前；少阳经头痛的患者疼痛多位于头角；厥阴经头痛的患者疼痛多位于颠顶。临床上还可根据发病原因和临床表现将头痛分为多种证型，常见的有气虚头痛、血虚头痛、气血两虚头痛、湿热头痛、伤寒头痛和厥逆头痛等。

治疗头痛时，根据病情实际需要，可完善相关临床检查，如头部计算机体层扫描（CT）、头部磁共振成像（MRI）等，以防漏诊、误诊。

一、辨疼痛的性质

临床上治疗头痛时，首先要辨别疼痛的性质：头部出现胀满感觉的为胀痛；头痛剧烈，自诉犹如刀劈斧凿，患者常常难以忍受的多为剧痛；头部昏蒙且沉重者为重痛；头痛发作不规律，时作时止者为阵发性头痛；头痛位置相对固定，疼痛如锥刺的为刺痛；头痛呈游走性发作，部位不固定的一般为窜痛；头痛发作时常伴有四肢筋脉拘急的为拘急痛；头痛时隐时现，绵绵不休的为隐痛；头痛而且有冷感，遇暖疼痛可缓，遇冷疼痛加剧的为冷痛；头痛时有灼热感且喜冷而恶热的为灼痛。

由于头痛发作的性质与头痛产生的原因之间具有很强的相关性，可以指导临床治疗，所以在临床实践中，应根据头痛的性质进行辨证分型，确定治疗方法。头痛发作时疼痛剧烈，伴有恶心呕逆、胸闷者，大多是由痰湿引起的；头痛发作时的位置相对固定，性质为刺痛者，大多是由瘀血引起的；头部有冷痛感，且疼痛持续不缓解的，大多是由寒邪引起的；头痛常表现为跳痛、胀痛，而且疼痛时有烧灼感，常伴有口苦者，大多是由热邪引起的；头痛隐隐，疼痛时常伴头晕或气虚表现者，大多是由虚证引起的。

二、辨头痛的部位

六经辨证对头痛的诊治来说是很重要的，临床上常常要根据人体各个经络循行的部位对头痛进行分经论治。《冷庐医话》中对头痛的归经做了如下分类：头痛属太阳者，自脑后上至颠顶，其痛连顶；属阳明者，上连目珠，痛在额前；属少阳者，上至两角，痛在头角……厥阴之脉，会于颠顶，故头痛在颠顶。太阳经头痛位于脑后上至颠顶，阳明经头痛位于额前连双目，少阳经头痛位于头角，厥阴经头痛位置在头顶部。根据人体十二经脉的走行，头后部的疼痛应属于太阳经头痛，额前及眼眶周围区域的疼痛应属于阳明经头痛，位于人体头部两侧耳郭上方区域的头痛应属于少阳经头痛，位于颠顶区域的头痛属于厥阴经头痛。根据经络的走行，三阳经受病多由感受六淫邪气诱发，所以三阳经头痛大多属于外感头痛。

三、辨头痛的急缓

辨别头痛急缓的主要目的是在临床治疗时区别外感头痛及内伤头痛。外感（六淫致病）头痛起病多急，病势较重，疼痛剧烈，多为跳痛、重痛、胀痛，而且常痛无休止，多在四时更替、气候异常时出现，而内伤头痛起病多缓，病势不急，疼痛多不剧烈，常为隐痛、空痛、昏痛等，而且一般内伤头痛的发作与体虚劳倦有关，病程较长，缠绵难愈。

四、头痛的治疗

1. 头痛的非药物治疗

头痛的非药物治疗主要包括调整日常作息等，临床医生要嘱咐患者根据自身的情况坚持合理饮食，保证充足的睡眠，还要做好相应的心理疏导工作。

2. 头痛的药物治疗

中医治疗头痛的三大方法即清上、导下、调肝。

治疗头痛须分清内外虚实。外感所致的头痛多属实证，治疗上当以祛邪活络为主要方法，根据外邪性质的不同，采用祛风、清热、散寒、化湿等方法。外感头痛常由感受风邪致病，故治疗时要注意风药的使用。《兰室秘藏》云：凡头痛皆以风药治之者，总其大体而言之也。高颠之上，唯风可到。"治上焦如羽，非轻不举。"中医经络学认为，头部为诸阳经会聚之地，头部疾病大多病邪亢盛，病性属阳，故常取轻清之药品来治疗阳邪导致的疾病，以达到祛邪而不伤正的目的。名医罗止园在治疗头痛时，常根据病情选用连翘、黄芩、桑叶、菊花、薄荷、白芷、藁本、荷叶边、苦丁茶、夏枯草、鲜茅根等，这些药合用治疗头痛时常常会收获很好的疗效，患者往往服用一剂药后即可显效，服用三剂左右即可获得良好的疗效，六剂服完可基本痊愈。近代中医大家岳美中先生曾用此方法治疗女儿的剧烈头痛，疗效明显。方中所用的连翘具有清热解毒的之效，其性轻清，且有上浮之效；黄芩味苦，味寒清肃，可清解上焦的火邪；桑叶搜肝经之风邪；菊花、薄荷具有清热的功效，还有疏肝行气的作用，合用可使头部通利，祛除热性风邪；白芷性辛温，善于止痛；藁本是厥阴经的引经要药，可以引药上行至颠顶，对疼痛连脑有很好的治疗效果；荷叶边可清利头目，定痛止眩；苦丁茶能够祛除头部的热邪；夏枯草具有散热解郁的作用；鲜茅根具有消除痰热的作用。上述诸药共用，可以达到祛除上部实邪的目的。

通过使用利尿法可导实邪下行，使邪气随小便排出体外。

《素问·汤液醪醴论》提出了祛除实邪的汗、吐、下三个基本大法。"开鬼门，洁净腑。"利尿之中药可以引导邪气下行，从而使体内的有形实邪下行，从尿路排出。临床上常用的药物有秦艽、白茅根等。秦艽被称为风药中的润剂，能补肝胆，祛邪气，还能利小便。白茅根也有利小便的功效，还有除热的功效，能够使邪气随小便排出。以上两味药在头痛的临床治疗上具有导下之功。

临床上因情绪激动而头痛的患者一般来说平素急躁易怒，又常因为突然受到某些情志刺激而肝阳暴亢，肝火上炎，扰动清窍。《素问·六元正纪大论》曰"木郁达之"，故治疗上应调其虚而不助其邪，临床上常采用桑叶、夏枯草、菊花等药治疗。桑叶能息风止痛。夏枯草的疏散作用较强，能使结气疏散，使血脉得到濡养滋润。菊花味苦，主降泻，能够降泻肝木横逆之气。临证时还要根据患者的具体病情灵活处方，加减化裁。肝郁者，常加柴胡、黄芩、川楝子、郁金等；两侧胁肋部疼痛者，常加龙胆、黄连、瓜蒌、络石藤等；失眠不寐者，常加醋酸枣仁、炙远志等；头晕明显者，常加川芎、半夏、白术、天麻等；肝经热盛者，常加龙胆、黄芩、栀子等；肝升于左，肺降于右，身体左侧汗出者，常加提升肝气的药物，如升麻等，身体右侧汗出者，常加肃降肺气的药物，如沉香等；癫痫者，常加竹沥、桑椹等；兼有痹证者，常加威灵仙、羌活、独活、乳香、没药等；颠顶头痛者，常加吴茱萸等；阴虚五心烦热者，常加牡丹皮、地骨皮等。

内伤头痛的患者，病程较长，病久不愈。对于内伤头痛且痛势剧烈的患者，治疗时要根据"久病入络"的理论联合应用虫类药，因虫类药多具有通经达络的峻猛药力，可以剔邪搜络，通脉络，祛瘀滞。头痛初起时，经脉内气郁，应用草木类药物起效迅速，但对于久病病邪入络的患者，草木之品的攻逐之力就不够了，这时候就要联用虫类药以增强剔邪通络的功效。虫类药对于顽固性、难治性头痛往往有很好的疗效，常用的虫类药有地龙、全蝎、乌梢蛇、水蛭、蜈蚣等。

总的来讲，各个年龄段的人群均可罹患头痛，但各个年龄段的表现有所不同。例如，中青年患者正气充足，外邪侵袭后多发病于三阳；老年患者正气不足，多发病于三阴。另外，对于头痛的治疗，无论老幼，皆应注意顾护人体正气，只有人体正气充实，才能逐邪外出，即取"正气存内，邪不可干"之意。

治疗头痛时还要注意根据疼痛发作时的部位及所在经络，酌情添加引经药。太阳经头痛者，多加用川芎、羌活、独活等。阳明经头痛者，多加用葛根、石膏、白芷等。少阳经头痛者，多加用柴胡、黄芩等。太阴经头痛者，多加用清半夏、胆南星、苍术等。少阴经头痛者，多加用细辛等。厥阴经头痛者，多加用吴茱萸等。

从体质角度来说，肥人体质以痰湿为多，头痛发作，治疗上多选用法半夏、苍术等药燥湿化痰。瘦人体质以内热为多，头痛发作，治疗上多选用黄芩、防风等药清热祛风。

另外，在治疗头痛时不要忘记"治风先治血，血行风自灭"的理论，可根据患者的具体情况，采用祛风活血的方法，并贯穿治疗全程。

第三节 眩晕的诊治

眩晕这一病名最早可追溯到先秦两汉时期,《黄帝内经》中就有关于眩晕的描述。关于其发病机制,《素问》总结为以风和郁为主,《灵枢经》总结为以气和虚为主。《灵枢·海论》中描述人体髓海亏虚,就会导致脑部天旋地转而耳鸣不止,《灵枢·卫气》云"上虚则眩",《灵枢·口问》中也有对眩晕的相关描述,认为上气不足,脑中亏虚,则目眩。上述观点大多认为眩晕是因虚致病。唐代医家孙思邈在其著作《备急千金要方》中提到髓虚后人就会出现脑部疼痛,认为眩晕的发作与患者精血不足、髓海空虚有较大关系。元代朱丹溪认为眩晕的发展与痰湿有密切关系,在其论著《丹溪心法》中提出眩晕由痰合并气虚化火引起,治疗时应以化痰祛痰为主,辅以补气、清火,认为没有痰浊内生则患者不会眩晕,痰的形成又与火有关,且痰邪有湿痰及火痰等不同。明代虞天民强调如果瘀血日久得不到纠正,可化生为痰,瘀血、痰浊闭塞胸中,阻滞气机,郁久化热,则致眩晕。《医学统旨》中对眩晕患者的临床症状进行了详细的描述,指出眩者可突然出现眼前昏花,休息一会儿才能缓解,晕者可感受到身体如在船中或车中一样旋转,严重时可突然跌倒而无意识。明代张景岳也认为虚是眩晕的主要发病机理,在其著作中有"无虚不作眩"的理论,认为眩晕的临床治疗应以补虚为主,以祛邪为辅。明末清初高斗魁在张景岳提出的理论基础上,主张用滋水涵木之法治疗眩晕。

眩晕的病位主要在肝,《伤寒论》中描述眩晕是少阳病的主要症状之一，与风、火、痰、虚等均有明显相关性，而痰饮是最常见的诱因。患者饮食不节，肥甘厚腻之品摄入过多，脾胃功能下降，脾虚不能运化水湿，水液停滞于胸腹，可聚而为痰，或者情志不调，气机郁滞，阻滞三焦，痰饮内生，或者肾虚，无力化气行水，导致水湿聚于体内生成痰饮。痰饮阻滞气机，清阳不升，脑内清窍失于濡养，浊阴不得降，上扰轻窍，可发为眩晕。

一、从痰瘀论治眩晕

杨泽华经过长期临床实践，对痰瘀互结为病深有研究，现仅总结其从痰瘀论治眩晕的临床经验。

1. 从痰瘀互结阐述眩晕的病因病机

从"诸风掉眩，皆属于肝"，到"无痰不作眩"，再到"无虚不作眩"，古代医家对眩晕病因病机的认识有不同的侧重。本病的病因主要有情志不畅、饮食不节、年迈体虚、外伤血瘀等，病机为本虚标实，本虚在于气虚血亏、髓海空虚、肝肾不足，标实以肝阳上亢、瘀血阻络、痰浊中阻为多见，各证候之间常可相互转化，或不同证候同时存在。

杨泽华根据其多年临床经验发现，痰瘀互结引发眩晕的情况越来越多。中医学认为，痰的形成多由外感邪气、饮食不节、病后失调等因素导致，肺、脾、肾、肝及三焦等脏腑功能失调，气化不利，水液代谢障碍，则津液停聚而成痰。痰邪随气走窜周身，脏腑经络、筋骨关节，无处不到，可引发多种疾病，故有"百病皆由痰作祟"之说。痰浊中阻，清阳不升，浊阴不降，蒙蔽清窍，清窍失养，则发为眩晕。

血瘀的形成涉及情志不畅、久病、感受热邪、外伤等多种因素。如果情志不畅，气滞郁结，可导致血瘀；如果气虚、阳虚，无力运血，可导致血瘀；如果寒邪入血而凝涩，也可导致血瘀。久病入络，气血运行不畅，病及脑，脑部络脉血行涩滞不畅，清窍失养，可致眩晕。"血瘀致眩"在古代文献中的论述较少，而近现代的相关研究比较多。

痰浊与瘀血是两种不同的病理产物，皆为气血代谢异常所致。气血津液是构成人体和维持人体生命活动的物质基础，津液与血液同源而生，皆来源于脾胃所化生的水谷精微，生理上二者可互用互生，病理上二者常相因为患。在外感、内伤等致病因素的影响下，气血津液的生化运行失其常度，痰浊与瘀血相互为病。二者既是病理产物，又是致病因素。痰可阻碍血液的运行而致瘀，瘀可阻碍水液的输布而生痰。《景岳全书》云：津凝血败，皆化为痰。痰浊与瘀血可互为因果，临床上可见先痰而后瘀或先瘀而后痰的病理改变。因痰致瘀，痰瘀互结为病，其形成机理是痰浊阻滞经脉，血行瘀滞，以致痰瘀互结。因瘀致痰，痰瘀互结为病，其形成机理有二：一是瘀血阻滞脉络，致使气机不畅，气不化津，聚津为痰；二是瘀血停滞日久或脉道突发瘀闭不通，使经脉之中的津液停聚为痰。痰瘀互结，痰瘀同病，阻遏气机，清阳不升，浊阴不降，清窍失养或清阳被蒙，可致眩晕。

2.眩晕痰瘀互结证的辨证要点

痰瘀互结所致眩晕的临床辨证要点，是痰证与瘀证复合而成的。

痰证的临床表现：头晕目眩，昏蒙，头重如裹，胸脘满闷，呕恶，形体偏胖，舌苔白腻或厚腻，脉滑或濡缓。

瘀证的临床表现：头晕目眩，或伴疼痛，夜间尤甚，伴有面色黧黑，皮肤灰暗，肌肤不荣，肢体麻木，唇舌、爪甲紫暗，舌质紫暗，或有瘀点、瘀斑，或舌下络脉迂曲怒张，色青紫、紫黑，脉细涩、沉涩或弦而细涩。

以上痰证与瘀证的临床表现中，有头晕目眩，兼有痰证和瘀证各自的 1 ～ 2 个表现即可辨为痰瘀互结证。杨泽华特别强调舌脉的重要性，临床上常舍症而从舌脉。

杨泽华认为，在治疗眩晕的过程中，要探求病因，辨析痰瘀同病是由痰致瘀，还是由瘀致痰，明辨痰瘀的主次轻重，以此决定治疗方向。在辨证时要注意辨痰瘀的兼夹证候，兼脾胃气虚者，常面色不华，食欲减退，神疲乏力，便溏，舌淡胖，边有齿痕，脉弱无力；兼心脾气血两虚者，常眩晕，动则加重，面色无华，神疲懒言，心悸少寐，纳呆便溏，舌淡，脉细无力；兼肝肾亏虚者，常伴视物昏花，肢体麻木，爪甲不荣，腰膝酸软，舌红少苔，脉沉弦细；兼肝阳上亢者，常伴头胀，面红，烦躁，失眠多梦，脉弦，多因恼怒而发作或加重；兼肝火上炎者，常伴头胀，头痛，面红目赤，烦躁易怒，口干口苦，舌红，苔黄，脉弦数；兼肝风内动者，常伴手足麻木或出现一过性半身不遂，肌肉跳动，脉弦；兼热者可见痰瘀化热，常伴心烦胸闷，失眠，面红，口干口苦，舌红，苔黄腻，脉滑数。只有进行准确的辨证，才能有针对性地进行治疗。

3.眩晕痰瘀互结证的施治要点

杨泽华认为，"津血同源""痰瘀同源"是痰瘀同治法的生理、病理基础。脏腑功能失调，气血津液的生化运行失常，气化不利，与痰瘀的生成密切相关，故应从调节脏腑功能、调畅气机入手，痰瘀同治。

杨泽华认为，眩晕痰瘀互结证的病变脏腑主要涉及心、脾、肺，兼以肝、胆、肾、胃等。从痰瘀论治眩晕，临证时应根据痰瘀为病的先后主次及轻重缓急确定治疗原则，一般以化痰健脾、活血化瘀为总则，辅以调畅气机，根据不同病因病机兼以平肝潜阳、滋养肝肾、补益气血等。

杨泽华常以半夏白术天麻汤加减化痰健脾，以通窍活血汤加减活血化瘀，二方常联合加减应用。对于因痰致瘀，痰瘀互结为病，痰盛瘀轻者，以治痰为主，当调肺脾肾，以半夏白术天麻汤加减化痰健脾，加当归、川芎、鸡血藤、牛膝、赤芍、桃仁、红花、全蝎等药活血通络；因瘀致痰，痰瘀互结为病，瘀重痰轻者，以治瘀为主，当调心肝脾，以通窍活血汤加减活血化瘀，加半夏、白术、陈皮、天麻、茯苓、党参、郁金等药化痰健脾通窍。对于有兼夹证者，在符合治疗总则的基础上，兼脾胃气虚者，佐以补中益气汤加减，加黄芪、党参以益气健脾；兼胃气不和、呕恶较甚者，重用姜半夏、竹茹，加用代赭石，纳呆者加鸡内金、焦三仙；兼心脾两虚者，佐以归脾汤或八珍汤加减；兼肝肾亏虚者，佐以杞菊地黄丸加减，加麦冬、玄参、首乌等以补肝肾；兼肝阳上亢者，佐以天麻钩藤饮加减，酌加珍珠母、生龙骨、生牡蛎等以平肝潜阳；兼肝火上炎者，佐以龙胆泻肝汤加减，酌加栀子、夏枯草、菊花等以清肝；兼肝风内动者，佐以镇肝息风汤加减，重用天麻，加全蝎、蜈蚣、生龙骨、生牡蛎等以息风潜阳；兼痰瘀化热者，佐以黄连温胆汤加减，加瓜蒌、浙贝母等以清痰热，见失眠、心慌者，加茯神、首乌藤、酸枣仁、琥珀粉、合欢皮等养心安神。杨泽华还常应用化痰祛瘀饮加减治疗痰瘀互结型眩晕，该方所用药物如下：半夏，白术，天麻，陈皮，茯苓，石菖蒲，葛根，川芎，当归，鸡血藤，牛膝，桃仁，红花，首乌藤，甘草。

杨泽华认为，眩晕痰瘀互结证的治疗，当注重气机的调理。痰瘀引起的眩晕往往伴有气滞、气逆的病理变化，唯有脏腑功能正常，气机通畅，气血津液的生化运行正常，才能痰无由生，瘀无所成。针对气滞、气逆，可采取理气顺气、行气解郁、降逆止呕等针对性治疗，如治痰浊常加辛味药物以辛温发散，或加僵蚕以化痰散结，或加芳香化湿药以通清窍，或加石菖蒲以化痰开窍，或加陈皮、枳实等药以理气通滞，或加柴胡、香附等药以疏肝行气，或加鸡血藤、川芎等药以行气活血，或加姜半夏、竹茹等药以降逆止呕。

二、眩晕的其他常用治法

杨泽华治疗眩晕的常用方法还有如下六种。

1. 化痰健脾法

半夏白术天麻汤合泽泻汤加减是治疗痰饮中阻的验方，常用于痰湿中阻，清阳不升，浊阴不降导致的眩晕。

2. 疏肝解郁法

丹栀逍遥散是治疗怒气伤肝、气郁化火的名方，杨泽华常加白芷、川芎芳香上达，开郁止痛，加天麻、钩藤、菊花平肝清上，加首乌藤养心安神。

3. 滋补肝肾法

杨泽华常选用杞菊地黄丸加减：枸杞子，菊花，何首乌，熟地黄，山茱萸，茯苓，白芷，天麻，五味子，川芎，丹参。对兼肝阳上亢者，选用镇肝息风汤加减治疗。

4. 平肝息风法

天麻钩藤饮为平肝息风的效方，杨泽华根据患者体质的盛衰调整天麻、钩藤的用量，加草决明清泻肝火，兼益肾阴，加丹参活血化瘀，养血安神。此方还有助于降血压。

5. 祛风活络法

西医学诊断为交感神经型颈椎病见眩晕者多可应用本法治疗。杨泽华自拟祛风活络饮，组成如下：天麻，葛根，桂枝，桑枝，木瓜络，丝瓜络，当归，川芎，炒白芍，片姜黄，鸡血藤，路路通，伸筋草，炙甘草。足太阳经及督脉循行经过颈项，治疗时当注意疏通两条经脉。

6. 益气活血法

气虚血瘀证多见于老年人，方用补阳还五汤，杨泽华在此基础上加怀牛膝、杜仲、桑寄生、丹参、豨莶草、水蛭等补肾活血之品，使其作用更强。该方为杨泽华经验方，治疗高血压见气虚者时亦可使用。

以上方法各有侧重，可以单独使用，也可以合并使用，常能取得满意疗效。

第四节 对面瘫诊治的探讨

面神经麻痹，即面瘫，是面部表情肌群运动功能障碍的常见类型，主要表现为一侧额纹消失、口眼㖞斜、鼻唇沟变浅等，严重者可出现口鼻腔瘘。

一、面瘫的病因

有感染性病变（如急性化脓性中耳炎等），长期暴露于有毒物环境中，患有慢性消耗性疾病，内分泌失调，代谢障碍，血管功能不健全，脑脊液循环不良等均可引起面瘫及面瘫后遗症。

二、面瘫的分型

面瘫可分为中枢性和周围性两种。

1. 中枢性

面神经核上行通路被破坏后可造成中枢性面瘫，以患侧面部发麻或乏力为特征，无法做张口和闭口的动作，连饭都吃不下，患侧表情肌群不自主收缩。患侧面部肌肉进行性瘫痪，严重者可出现眼睑闭合不全、眼球震颤等表现。自上而下可见鼻唇沟变浅、露齿、口角下垂，口轮匝肌全部或局部收缩。

2. 周围性

周围性面瘫由面神经核受损引起，临床上可见病灶同侧面肌全部瘫痪，无法皱额，口眼㖞斜，不能做吹气等动作，可出现舌前 2/3 味觉障碍。有一些患者开始时并没有明显症状，在面部表情肌群运动功能丧失后才出现上述临床症状。本型多见于耳部或脑膜感染，以及神经纤维瘤引起的面瘫。

三、面瘫的临床表现

大部分患者在早晨洗脸、漱口的过程中忽然发现单侧脸颊活动不灵，口喝，如果不及时治疗可导致面部肌肉松弛，出现面瘫。病侧的面部表情肌全部麻痹的患者，额纹消失，眼裂增宽，鼻唇沟扁平，口角下垂，露齿后口角偏向健侧，咀嚼时患侧牙咬力减弱或丧失，鼓腮、吹口哨的时候，由于患侧口唇无法闭合，可出现漏气现象。部分患者可在患侧耳后触及一个椭圆形或圆形硬块，边界清楚，表面光滑，质硬。此外，由于泪点随着下睑内翻而增加，部分患者还可出现异常流泪现象。面神经麻痹可引起多种并发症，如面神经瘫痪、眼睑痉挛等。

四、现代中医治疗面瘫

杨泽华认为，当前面瘫的中医治疗以三位一体的综合疗法为主，能快速通经活络，改善面部微循环，恢复肌肉组织的弹性，定向纠正面肌痉挛及萎缩，彻底修复受损的神经、组织与血管，实现根治，并且愈后不易复发。针刺在临床上被广泛用于治疗各种原因引起的面瘫，对中老年男性患者效果更显著。

1. 体针

主穴：地仓，水沟，颧髎，四白，太阳，丝竹空，翳风，睛明。

配穴：合谷，内庭。

治法：每次选取主穴 4～5 个，配穴 1 个。如果患者局部疼痛较剧或有明显的压痛点，则留针时间应较长。面部穴可采取透刺法，根据透刺的两个穴位间的距离选针，针刺深度视病情而定。进针时宜快速点破皮肤，再缓慢送针，不能提插捻转，针尖对准止穴，一般以刺入约 0.3 寸处为宜，宜浅不宜深，以患者能耐受为度，如果发现针身有凹陷或针刺处有压痛，可适当增大进针深度，一般留针 20～30 分钟。针刺操作时以直刺和小范围震颤为宜。治疗过程中应根据患者的病情变化适当增减刺激量，改变手法的力度和频率，以达到通经活络、调和气血、祛邪扶正的目的，每天或隔一天治疗一次，10 次为 1 个疗程，相邻疗程的间隔时间为 5～7 天。

2. 电针

主穴：牵正，地仓，水沟，阳白，鱼腰，翳风，下关。

配穴：合谷，行间，外关，后溪。

治法：每次选取主穴 2～3 个，配穴 1～2 个，对于有后遗症者，宜取 3～4 穴，手法强度以患者自觉酸、麻、胀为度，可配合叩击患侧的足三里、合谷等穴位。针刺后如有局部烧灼样疼痛，可配合电离子导入法进行治疗，针感明显处接负极，针感微弱处接正极，正极可与太阳穴连接，如果治疗面瘫后遗症，可接上双侧下关穴，使用慢波时电流强度以可见患者脸部轻微抽动为宜。经观察，电针治疗在发病 15 天后用之有效，如果在发病前期使用电针，通电时间必须保持在 5～10 分钟，对于病程在半个月以上者，通电时间可增加到 15 分钟，也可将电针的刺激量加大一些，或在发病后先刺 5～7 针，再加用电针，以利康复。若患者病情较重，可适当增加针数，以达到缩短疗程和提高疗效之目的。

五、面瘫的预防

心理因素是诱发面瘫的重要因素之一。在日常生活中，许多人由于缺乏对自己情绪的调控，往往存在心理问题，进而产生面部肌肉痉挛，诱发或加重面瘫，给患者带来极大痛苦和不便。相关研究表明，在出现面瘫之前，很多患者会出现身体疲劳、睡眠不好、精神紧张等不适症状。

在日常生活中，杨泽华常嘱咐患者保持心情舒畅，避免因情绪波动而引起面部肌肉紧张和疼痛，保证睡眠充足，适当进行体育运动，提高机体免疫力。

对于没有明显诱因而又无任何发病先兆的患者，一定要认真查找病因。若能查明原因，及时处理，可改善原发病，减缓面瘫的发展。此外，在治疗过程中应该重视患者的全身情况，以便尽早发现病情变化。

第五节　失眠的诊治

中医学认为，阴阳五行囊括天地，人体之气也符合阴阳交替、周而复始的规律。睡眠是体现人体阴阳之气交替潜藏的自然表现，规律的睡眠有赖于人体卫气循行守护及昼夜交替的自然规律。人在日间清醒时阳气充沛，夜间入睡后则是阴气当时，睡眠也是人体由阳至阴的转变过程。失眠属于中医学"不寐"范畴，与情志不遂、劳逸不均、素体久病等密切相关，上述病因可引起体内阴阳失衡，使阳无以入阴，导致不寐。

西医学将失眠定义为对自身睡眠质量不满意的一种临床疾病，患者的其他症状均来源于失眠本身，包括入睡困难、多梦、易醒、醒后不容易入睡、醒后疲倦乏力、日间没有精神等。失眠日久会让人心力交瘁，出现抑郁、焦虑或紧张等负面情绪，会因此影响日常的生活和工作。现如今，生活节奏不断加快，工作及学习压力增大，失眠越发常见。国外相关研究指出，失眠的患者大多伴有焦虑症状，其中达到中重度焦虑的患者约占失眠患者的54%。国内相关研究证实，失眠患者出现焦虑症状的概率显著高于普通人群出现焦虑症状的概率。焦虑本身是一种不良的情绪状态，会让患者有不好的心理感受，危害心理健康，同时也会反向加重患者的失眠症状，这也是导致失眠难以治愈的重要因素。

一、病因病机

1. 阳盛阴衰，心肾不交

《难经》曰：老人卧而不寐……老人血气衰，肌肉不滑，营卫之道涩，故昼日不能精，夜不得寐也。书中从阴阳平衡的角度对不寐的病因和发病机制进行了讨论。《灵枢·大惑论》曰：卫气不得入于阴，常留于阳，留于阳则阳气满，阳气满则阴跷盛，不得入于阴则阴气虚，故目不瞑矣。

失眠的病位主要在心，与肝、肾密切相关。肾藏精生髓，髓与脑络相通，肾脏亏虚，则人体髓海难以充足，肾阴不足，无法供给于心，水不能济火，则心火偏亢，心神失养，引发不寐。肾精亏虚，不能涵养肝木，木失水润，则肝阳上亢，上扰神明，引发不寐。久病不愈，心经受损，心神失于濡养，阳不入阴，可导致入睡困难，多梦，易醒。

正常生理状态下，心肾配合得当，水火交融，相互制约，相对平衡。肾阴上滋于心以抗衡心火，让其不会过盛；心火能温肾阳，让肾阴不至于太过，以免肾脉凝滞。杨泽华认为，心肾不交是引发失眠的根本原因，是导致气血阴阳失和、心神不宁的关键因素。

2. 情志不遂，肝失条达，心神失养

失眠伴焦虑的患者多数属于情志致病。《素问·天元纪大论》中提到人有五脏，化生五气，分别为喜、怒、忧、思、恐。五气为五脏所化，进而又生出对应的情志，脏腑精气升降与人体情志活动相辅相成，如怒则气上伤肝、思则气结伤脾等。愤怒、抑郁、悲伤、思虑等不同的情志失调状态都会导致气机阻滞，而肝喜条达，主疏泄，恶抑郁。《王孟英医案》认为，肝主一身气，七情发病必从肝起。肝主升发的生理特点造就了肝疏泄不良情志的能力，同时对心主神明的功能有积极影响，还有助于肺之宣降，能帮助脾胃升清降浊，让肾之元气得以升发，最终使五脏气机升降有司。朱丹溪曾指出人体气血冲和，则不容易生病，一旦出现心情抑郁，则各种疾病都容易产生。肝主疏泄，是调畅气机、调节自身情绪的重要场所，能藏血而舍魂，其他脏腑正常生理功能的发挥有赖于肝气的条达。《症因脉治》提出人体肝火过旺导致失眠主要与两方面有关，一方面过怒可损伤肝气，导致肝气郁滞，另一方面过度谋虑可损伤肝血，阳火扰动血脉。肝气不畅，郁而化热、成火，灼伤阴津，火性趋上，母病及子，神明受扰，可导致不寐。

从阴阳辨证角度分析，焦虑是阳证，抑郁是阴证，失眠患者具体展现出的焦虑或抑郁状态是体内阴阳失衡的外在表达。通过临床观察可知，失眠越严重的患者，焦虑或抑郁状态通常越严重，涉及的脏腑功能越多，相应地致病机理越繁杂，治疗的困难也越大。

二、临证经验

1. 调整阴阳，交通心肾

《素问·生气通天论》云：阴平阳秘，精神乃治。杨泽华重视对失眠患者阴阳的调理，认为阴阳平和、相交是良好睡眠的基础。若有阴阳失调，无非是阳气过盛不能入阴或者阴气亏虚太甚不能敛阳。

杨泽华认为，治疗阳不入阴的患者时，应注重清实热以制约过盛的阳气，可应用栀子、黄连、黄芩等苦寒之药；而治疗阴津不足无以敛阳的患者时，应注意滋阴潜阳，可应用生地黄、玄参、知母、白芍等。此外，如果患者阳气过盛，上扰神明，可应用重镇药物以潜阳，如龙骨、牡蛎、珍珠母等，根据患者的实际情况可适当加用肉桂及牛膝引火归原；如果患者营卫失和，可应用桂枝、白芍进行调和。杨泽华时常指导学生，遣方用药时应注意寒温同用，阴中求阳、阳中求阴，即便患者尚未出现明显的寒热表现，也应依据阴阳辨证进行调理制约，平调寒热，达到阴平阳秘的目的。

清代医家程杏轩在《医述》中提到失眠的主要原因是用心过度，心力交瘁，心火上浮，向下不能交于肾，肾水不足，向上不能交于心。心肾不交，水火不能共济，向上不能滋养神明，导致心神受扰，出现失眠、多梦等症状。心肾不交的临床表现主要包括头晕，耳鸣，伴心神不宁，口干，记忆力下降，夜间难以入眠，睡后易醒，舌红少苔等。

杨泽华认为，心肾不交的根本在肾，肾主水，肾虚者肾水不能约束心火，可引发失眠，伴有腰膝酸软、五心烦热等症状，因此临证时应注意补肾阴。降心火、滋肾阴，即所谓泻南补北，临床效果显著。杨泽华治疗心肾不交患者时注重心肾同治，但大多先补肾滋阴，方用二至丸加减，加熟地黄、山茱萸滋补肾阴，黄连、黄芩泻心火，如果患者心神不宁较重，加用酸枣仁宁心安神助眠。

2. 疏肝解郁，宁心安神

《黄帝内经》提到肝脏是将军之官，谋虑出焉，如果患者谋而不决或者情志不遂，日久则可能出现肝气郁结，气机运行不畅，内扰神魂，导致不寐。肝主疏泄，是调畅气机、调节自身情绪的重要场所，能藏血而舍魂，其他脏腑正常生理功能的运行有赖于肝气的条达。杨泽华认为，肝气郁滞，久之化火灼阴，肝为心之母，肝火过盛，母病及子，故可出现心神不宁，治疗时应遵循实则泻其子的治疗原则。杨泽华治疗肝气阻滞、化热化火的患者时，善用栀子、黄芩、黄连等药物清心火，用牡丹皮清血分伏火，用柴胡、陈皮、醋香附疏肝理气，用川芎行气，以达到疏肝解郁、行气除滞的效果，再用琥珀等药物镇静安神，如果患者较为焦虑，可用合欢皮、百合等调畅情志，用大枣配伍浮小麦养血宁心、安神除烦。

3. 重情志，调身心

情志因素在失眠的发生发展过程中起到关键作用，失眠患者也经常会出现情志问题，因此调畅情志对于失眠的治疗有很重要的作用，应尽量让患者保持愉悦的心情，帮助患者改善心态，这是仅着眼于失眠本身进行治疗远远达不到的效果。治疗失眠的患者时，杨泽华都会分析患者的认知程度及与疾病相关的情志因素，找到问题所在，进行适当的疏导，耐心倾听，与患者进行多方面沟通，从人生哲理到文学修养，从哲学到人性，从文化碰撞到家庭关系，都深入浅出，在平心沟通的过程中找到解决情志问题的方法。杨泽华经常告诉患者"恬淡虚无，真气从之"，指导患者在接受药物治疗的基础上，耐心品读优秀的文化作品，修身养性，为人处世讲求清心寡欲、与世无争，少与人争执，保持平淡心境，不断调整自身情绪和心性。此外，杨泽华经常指导患者减慢语速，多练习呼吸吐纳以改善自身的不良情绪。患者全身心配合治疗，常会取得事半功倍的效果。

第六节　应用温胆汤治疗痫证的体会

痫证是一种反复发作的神志异常疾病，以发作性神志恍惚，或突然仆倒，两目上视，四肢抽搐，口吐涎沫，发出猪羊叫声等为临床特征，不发时如常人，亦称"痫病"或"癫痫"，俗称"羊痫风"。《素问·奇病论》曰：人生而有病癫疾者……病名为胎病，此得之在母腹中时，其母有所大惊，气上而不下，精气并居，故令子发为癫疾也。痫证的发病不仅与先天因素关系密切，还与惊恐、伏痰等因素有关。痫证的发作总不离本虚标实，虚者为正气虚，饮食失节、忧思恼怒可导致五脏六腑气血虚衰；实者为邪气实，肝火旺盛、痰邪胶着可导致风痰壅盛，痰随气升而蒙蔽清窍，亦可与瘀血共同致病。"无痰不作痫"，积痰内伏是本病形成的重要因素。随着生活水平的提高、饮食结构的改变，很多人过食膏粱厚味，酿生痰浊，伏于体内，加之现代人的生活节奏快，精神压力大，五志过极皆能化火，火性炎上，热极生风，最容易夹痰浊而上蒙清窍，扰乱神明。痰阻气机，气郁化火，火邪既成，灼液成痰。痰火胶结，作乱猖獗，故临床上此类患者多痰与火并见，且以忧思郁怒所生之肝火最为常见。一般来说治疗痫证应以祛痰瘀为主，以祛肝热风火为辅，在涤痰、化瘀、开窍、清热、平肝、息风的同时，根据具体表现注意重镇安神，养心宁心，同时辅以益气健脾，从而达到标本兼治的效果。另外，临证时根据患者的情况可适当添加虫类药，以搜风透骨，祛除伏于筋骨脉络间的顽痰瘀血。

温胆汤最初见于南北朝名医姚僧垣的《集验方》，后因其疗效显著，被药王孙思邈收录在《备急千金要方》中。《备急千金要方》的温胆汤中没有茯苓，以生姜为君药，用量比较大，有四两，其他药的用量都是一二两。南宋陈无择在《三因极一病证方论》中记录的温胆汤方减少了生姜的用量，增加了茯苓和大枣两味药，也就是我们常说的温胆汤，由茯苓、陈皮、半夏、竹茹、枳实、甘草、生姜、大枣组成。对于温胆汤，《三因极一病证方论》载：治心胆虚怯，触事易惊，或梦寐不祥，或异象惑，遂致心惊胆慑，气郁生涎，涎与气搏，变生诸证，或短气悸乏，或复自汗，四肢浮肿，饮食无味，心虚烦闷，坐卧不安。陈修园在《时方括歌》中为温胆汤所作的方歌也说明了温胆汤的适应证：温胆汤中本二陈，竹茹枳实合和均，不眠惊悸虚烦呕，日暖风和木气伸。胆虚则少阳之气虚，胆气不升，相火被郁，消化功能就差。胆郁后会产生虚热，会影响肝胃功能，若影响肝，魂不安舍，若影响胃，"胃不和则卧不安"，所以虚烦不得眠。后世常用温胆汤来治疗心胆虚怯导致的眩晕、心悸、呕吐、痫证等。

温胆汤在临床上应用广泛，心虚神怯者加人参，烦热者加黄连，痰滞者加胆南星，若加柴胡、黄芩可成柴芩温胆汤，若去竹茹，加酸枣仁、五味子、远志、熟地黄、人参则称十味温胆汤。另外，虽然温胆汤中包含二陈汤，但是温胆汤不是由二陈汤加味而来的。元代罗谦甫论述温胆汤时称二陈治一切痰，加竹茹以清热，生姜以止呕，枳实以破气，相济相须，不治胆而胆自和。方名中的"温"为温和之意，不是温凉之"温"，方中不但无温和之品，而且有凉胃之品。

综合来看，古代医家论述的温胆汤证的病因主要有以下三个方面。

情志不畅：心烦恼怒、抑郁、犹豫不决等，可影响肝胆之气，导致肝胆疏泄不利。

内伤饮食：嗜食肥甘厚味，过度饮酒、喝茶，导致脾胃湿热内生，炼聚为痰，侵犯中焦。

外邪所伤：人体为湿邪或暑湿所伤，痰热内扰肝胆。

上述三种因素当中，以情志因素最为多见。

临床上应用温胆汤治疗痫证时可参考下面的使用指征。

温胆汤的主证：口苦，呕涎，虚烦，惊悸不眠，眩晕等。舌红苔白腻，脉弦或弦滑。

如果患者面颊部有黑斑，头晕目眩，肢体窜痛和（或）麻木，皮肤有虫行感，肩背痛，口眼㖞斜，或发癫痫，人事不知，手足抽搐，口吐白沫，舌红，脉弦细，多属痰热夹风。如果头晕目眩症状比较明显，又呕吐痰涎，形体肥胖，舌苔厚腻，脉弦滑，属于痰偏盛的情况，可加大半夏、竹茹的用量，再加胆南星、竹沥、蛤壳、青黛、海浮石等祛痰清热之品。如果口苦症状比较明显，伴有烦躁，小便黄赤，舌红苔黄，脉弦或滑数，属于热偏盛的情况，可加栀子、黄连、黄芩、连翘、竹叶等清热泻火之品。

如果患者头晕目眩或头胀痛，面目红赤，心悸易怒，耳鸣，下肢无力，舌绛苔黄，脉滑大，一般为痰热兼肝阳上亢证，临证时酌情加胆南星、夏枯草、益母草、石决明、珍珠母、牡丹皮、白芍、桑寄生等祛痰清热，重镇平肝之品。

如果患者胸胁胀满，心胸憋闷，善太息，舌红苔腻，脉沉弦，多偏于气郁，临证时酌加柴胡、香附、郁金、佛手等疏肝解郁之品。

如果患者五心烦热，或持续低热，或日晡潮热，头晕耳鸣，舌绛苔薄黄，多有痰热兼阴伤，临证时可加牡丹皮、地骨皮、青蒿、生地黄、白芍、龟甲等滋阴清虚热之品。

第七节　痹证的辨证论治

中医学认为，感受风寒湿邪是导致痹证的主要病因，风寒湿邪侵袭人体，久病耗伤阴津，或郁而化热，或平素阳气偏盛，或感邪之前体内有伏热，均可引发痹证。

痹证早期或急性发作时一般以邪实表现为主，如果治疗效果不佳，迁延不愈或反复发作，久病可耗伤正气，导致正气亏虚。有风、湿、寒、热、闪挫、瘀积，皆标也，肾虚，其本也。肾主水，寓元阳；督脉为全身阳气之所在。肾阳亏虚，督脉失于温煦，风寒湿邪由此乘虚而入，侵犯四肢百骸，阻遏阳气在体内的运转，可导致阳虚邪实，虚实夹杂。

一、病因病机

《黄帝内经》将痹证分为行痹、痛痹和着痹，认为风寒湿邪侵袭人体可致痹，风气偏盛者为行痹，寒气偏盛者为痛痹，湿邪偏盛者为着痹。张仲景在《伤寒杂病论》中对痹证的病因病机进行了进一步阐述，并以《黄帝内经》为基础，创立了治疗痹证的数个中医经典方剂，比如治疗风湿相搏之甘草附子汤、治疗外感寒湿之麻黄加术汤、祛风除湿散寒之桂枝芍药知母汤等。张仲景创立的治疗痹证的方剂大多从伤寒外感立法，药物选择上多采用辛散或温燥的药物，如麻黄、桂枝、细辛、防己等。叶天士说：此阴虚生内热，热胜则风生。风气内动也可导致痹证。叶天士认为，邪气侵袭人体，阻滞经络，可导致气机不畅，正气不通，气血亏虚，腠理疏张，风寒湿邪乘虚侵袭肌表，滞留在体内，产生湿浊血瘀，流注凝涩，发为痹证。

初病湿热在经，久则瘀热入络。经热则痹，络热则痿。现代中医认为，正气虚是引起痹证的主因。在正气虚的基础上，风、寒、湿、热及痰瘀等各种因素可合而致病。久病络瘀也是导致痹证的重要原因。

二、治法及用药

痹证有感邪新发和内伤久病两种类型。新邪宜急散，宿邪宜缓攻。对于外感初病，著名温病学代表叶天士说：冬月温舒，阳气疏豁，风邪由风池、风府流及四末，而为痹证。叶天士认为痹证的病因为卫阳疏豁不能固护营卫，故风邪入络致病，强调痹证的治疗以"固卫阳以却邪"为法，治疗的主要手段为顾护营卫之气，宣通经脉，以祛风邪。叶天士在治疗时常选用桂枝、防风、羌活、白蒺藜等祛风除湿药以温阳并顾护卫气，选用石膏、羚羊角等清热药物以清除湿热，选用茯苓、薏苡仁等利水渗湿药以祛湿通络。风寒得散，湿热得清，可使外邪不致内陷。另外，叶天士认为痹证久病宿邪，迁延反复，外邪留滞，气血俱伤，产生痰瘀，阻滞经络。对于痹证病久留瘀的患者，其邪留经络，治疗时必须用搜剔动药，方可达经祛风。常用的搜剔药物有蜈蚣、全蝎、地龙、蜂房等。新发之痹证应治标，久病则应徐徐图之。另外，针对久病正气虚弱的患者，临证时可选用牛膝、狗脊等药物，攻补兼施，多采用丸、散、膏、丹等剂型，缓慢调养，使瘀结之邪逐渐消散。患者患痹证日久，体质常虚，治疗时重在扶正，首要的就是培补中宫。《脾胃论》认为，人体之患病，大多由脾胃功能虚弱引发。痹证主要由正气虚损夹杂邪气侵袭引起，痹证日久多虚实夹杂，治疗上多从中焦阳明立论，以扶正祛邪为主要方法。清代医家叶天士言：大凡药饵，先由中宫以布诸经，中焦为营气之本，营气失养，转旋自钝。对于久病体虚、病情反复、虚实夹杂的痹证患者，建议以调畅阳明气血、通畅经脉为主要治法，而且要扶正、祛邪兼顾。另外，对于痹证日久延及血络者，治宜通络，通络之法以用诸虫为先。络脉被认为是诸阳之末，也是营卫运行周身的重要枢纽。外感之邪停留于经络，闭阻络脉，引发津液及气血运行不畅，外邪留滞而化痰生瘀，痰瘀等病理产物聚而为患，因此在治疗久病入络的患者时应遵循络以辛为治的理论。痹证日久，经络瘀阻，辛能行气，气畅则经络瘀滞得除。叶天士在治疗痹证时，对于邪客经络的瘀阻证，常用虫类搜风之品，取其非迅疾飞走不能奏效之意，以达到搜剔动药的治疗目标，常用药物有蜈蚣、僵蚕、土鳖虫、地龙、水蛭等。对于久病且正气虚弱的患者，治疗上不用辛味药物，改用咸味药物，兼用活血通经类药物，这样既能补益虚弱的正气，又能兼顾日久的瘀闭。治疗痹证还有"久病宜通任督"的理法。古人认为，奇经有实，则宜通脉络；奇经尚虚，则宜温补，兼通络脉。临床上应该结合实际病情遵循"奇经有损，必通补之"的治法。治疗奇经受损且患者有肝肾阴津不足的表现时，应多使用血肉有情之品。常见的血肉有情之品有阴阳之分，阳性药包括紫河车等，阴性药包括熟地黄、阿胶、龟甲等。治疗时，在补益阴阳的同时需要联合辛散芳香类药物以宣通经络，避免造成气郁血阻。除感受外感之邪外，风邪内动亦为痹证的主要病因。治疗内风致痹的患者时，应该平肝潜阳而滋阴。《医学真传》曰：夫通则不痛，理也……调气以和血，调血以和气，通也。中医学认为，肝主筋，体阴而用阳，如果患者平素阴津不足，操劳过度，久病耗伤阴津，则容易肝阴不足，肝阳上亢，筋脉无以濡养，导致痉挛，日久会引发肢体活动不利，发为痹证，治疗时常应用钩藤、羚羊角、生地黄、枸杞子等滋补肝阴，平肝潜阳，配合桑枝、蒺藜以宣通经络，通过保持血液通畅达到输布津液的治疗效果。杨泽华治疗痹证时，对于久病不愈，有筋脉拘挛、五心烦热、盗汗、潮热等肝肾阴虚症状的患者，常用石斛配伍何首乌、白芍、生地黄等滋阴药滋补肝肾之阴，应用天麻、槲寄生、木瓜、豨莶草、秦艽、鸡血藤、钩藤等药平肝潜阳，息风通络，并加用桃仁、红花、川芎等药活血止痛，取得了较好的疗效。

"左右者，阴阳之道路也。""肝生于左，肺藏于右。"左侧病多在营分，而右侧病多在气分，这是对疾病在身体一侧的表现较严重或明显的病机的高度概括，当然临证时要具体情况具体分析，不可拘泥于此。

另外，临床治疗痹证时可按骨痹、行痹、着痹、痛痹、热痹论治。

骨痹：多见于中老年人群，患者颈部、腰腿疼痛明显，可伴有肢体活动不利，肢体末端麻木刺痛，容易落枕或"闪腰"，部分患者还合并肌肉萎缩失用的情况。肾主骨，此类患者的疼痛位置虽在肩颈、腰腿，但其根本在于肾气亏虚，气血不足，操劳过度或感受风寒湿邪等，治法为益气补肾，化瘀止血，通络止痛，常用药物有续断、狗脊、盐杜仲、水蛭、土鳖虫、白花蛇舌草、络石藤、海风藤等，气虚较重者可加大黄芪用量，最高可应用120g，重用葛根，用量可达到45g。

行痹：以感受风邪为主，患者可见周身关节游走性疼痛，位置不固定，临床治疗时以祛风为主，佐以祛湿、散寒、通经活络之品，常用药物有防风、当归、苍术、羌活、独活、白芍、秦艽、乌梢蛇、细辛、千年健等。

着痹：以湿邪偏盛为主，患者主要表现为肢体关节酸痛、麻木，肌肉沉重，或者局部肿胀，临床治疗时以健脾化湿为主，佐以祛风通络、温阳散寒之品，常用药物有薏苡仁、苍术、砂仁、豆蔻、茯苓、黄柏、槲寄生、伸筋草、蜈蚣、独活、羌活、藿香、半夏、肉桂等。

痛痹：多为寒气偏胜所致，临床上以疼痛为典型表现，且痛有定处。寒邪为病，凝涩不通，经络气血运行不畅，不通则痛，因此临床治疗时多选择辛温大热之品，以散寒通痹、舒筋活络止痛，常用药物有草乌、细辛、麻黄、桂枝、羌活、独活、木瓜、伸筋草、全蝎、土鳖虫、肉桂、附子等。

热痹：素体阳盛，或感受外邪前有伏热，或郁而化热，临床上以关节红肿热痛为典型表现，也可见发热、口渴、喜凉饮、小便发黄、大便秘结等，治疗时以清热解毒、凉血滋阴为主，辅以通经活络止痛，常用药物有金银花、连翘、牡丹皮、生地黄、黄柏、黄芩、独活、僵蚕、蜈蚣等。

治疗痹证时，用药要分清主次，并根据病情危重程度适当调整用药剂量，不要固守古方、经方、验方不变，一方通用，而要注意辨证论治，突出重点，只有辨证准确，才能药到病除。必要时，可在中药治疗的基础上联合应用非甾体抗炎药、糖皮质激素、免疫抑制剂等以提高疗效。总之，临证时善于辨证论治，掌握方剂特性和药性，注意变通，以症定药，以病定量，组方合理，方能取得满意疗效。

第八节 痿证的辨证论治

一、痿证的定义

痿证是由多因素导致的人体筋脉松弛无力，伴或不伴肌肉萎缩，无法自由活动的病证，临床症状多见于下肢，也被叫作"痿易""痿躄"等。最早描述痿证的古籍是《黄帝内经》，书中对痿证的病因病机、分类、五脏证候、治则、方药等均有描述，并且依据病机的不同将痿证分为"痿躄""脉痿""筋痿""肉痿""骨痿"五种类型。

西医学的周围神经炎、肌萎缩、肌无力、肌营养不良，以及运动神经元病、周期性瘫痪、中枢神经系统疾病见肌肉疲软症状者，一般都可归于"痿证"范畴。

二、历代医家对痿证病因病机的认识

关于痿证的病因病机，不同医家有不同的看法。

《素问·痿论》指出：故阳明虚则宗筋纵，带脉不引，故足痿不用也。刘完素认为痿证与气血相关，指出手得血而摄、掌得血能握、足得血方行，血液运行通畅，荣养四肢，是肢体可以自由活动的基础。《素问·至真要大论》曰：诸气膹郁，皆属于肺。肺是五脏中解剖位置最高的脏器，被称为华盖。肺主气，司呼吸，肺燥则金伤，津液亏损，四肢及肌肉失于气血滋养，发为痿证。张从正认为，尽管痿证的病位在肺，但与肾密切相关。李东垣在《脾胃论》中提到脾病可以累及肾脏，骨痿的发病与脾肾密切相关。肺热则周身水液输布失常，五脏不得滋养，虚损而成内热，发为痿证。清代李中梓在《证治汇补》中提到痰湿阻滞引发痿证者，因其形体偏胖，痰湿内盛，气机运行不畅，无法撼动体内的痰湿，导致痰湿在经脉处停留，阻碍营养物质输送，故导致痿证。周仲瑛依据病因的不同将痿证分为外感及内伤两种类型，外感痿证是由其他疾病蕴含的热毒之气，或温热毒邪侵袭脏腑引起的，内伤痿证主要是由情志不调、饮食没有节制、过度劳累、房事不节或先天发育不佳等引起的，西医学还提出该病的发生可能与既往有跌打损伤史或药物损伤引发神经损伤等有关。周仲瑛认为痿证虽发作于人体的筋脉肌肉组织，但根本上源自五脏自身的损伤。痿证多以虚为本，本虚标实。

三、杨泽华对痿证病因病机的认识

杨泽华对前人的治疗经验表示认可，不过也强调世间万物都处于永恒的变化之中，疾病和医学亦然，因此临证时不要局限于疾病本身，而要结合患者所处的社会环境及自然环境，细心观察，斟酌体会，然后遣方用药，这样才符合中医学不断发展的特点。对于痿证的病因病机，杨泽华结合理论知识及多年临床经验，形成了自身的独到见解，临床应用获益颇多，现总结如下。

1. 后天失养，脾胃虚弱

杨泽华认为，痿证的病因病机复杂，但以脾肾两虚最为常见。随着人们生活水平的逐渐提高，饮食日益丰盛，但生活节奏快，压力也随之增大，情志不畅、劳心费神、偏食或过食肥甘之品的情况增多，导致临床上痰湿过盛、痰热郁结的情况逐渐增多。脾胃是仓廪之官，负责受纳人体摄入的水谷并将其腐熟运化成精微物质，不过脾胃的特性又有所区别，杨泽华认为最显著的区别在于气机的升降及对于燥湿的喜恶程度。首先，脾主升，胃主降，临证时应多注重升脾之阳气，降胃之逆气和浊气。其次，太阴脾属于湿土，而胃归阳明，属于燥土，因此临证时要注意脾的特性，其属湿却容易被湿浊困住，有恶湿的属性，湿邪过重会困脾，导致脾的运化功能出现异常；胃本身属于燥土，但又容易恶燥，胃气过燥的患者多有胃阴损伤的情况，受纳腐熟五谷的功能下降，进而出现一系列胃肠道反应。

脾胃是后天之根本，是气血生化的根源，食物被人体摄入后经过受纳腐熟和运化，逐渐转变成精微物质，散布全身，进而润泽皮肤肌肉、通利关节、濡养筋脉。如果胃受纳太过，转化不及时，就会滋生痰饮，郁而化热，患者可出现反酸、胃胀等症状。患者胃内火热过盛，对摄入的食物消化不完全，吸收不充分，就可能引发气血生化不充足，肢体百骸濡养不充分，筋脉拘挛，肌肉萎缩，发为痿证。

2. 先天不足，肾虚精亏

肾主骨，生髓，藏精，是人体先天之本，先天禀赋不足，或后天劳累过度、房事不节，会导致肾阴不足或肾气亏虚。肾所藏的精气一部分先天禀受于父母，更多的有赖于后天脾气散精，脾运化水谷和布散精微的能力又得益于肾阳的温煦作用，这样先天与后天相互滋养，人体脏腑功能才能正常运转。临证时，往往较难分辨肾气不足、肾阴亏虚是由先天因素引起的还是由后天因素引起的，少数有先天发育不良因素的情况除外。患者脾阳虚时，无力运化水谷，先天失养，导致肾阳不足，最终形成脾肾两虚。无论是肾阴虚还是肾阳虚，精血耗竭，都会导致肾主骨生髓的能力下降，精气不足，引发骨枯髓伐成痿。

3. 正虚邪实，痰瘀阻络

痿证病情缠绵反复，患者病久多有体虚，脾虚不能运化水谷，又有湿浊实邪，湿浊聚而成痰，又时常夹瘀，痰瘀互结，经络不通，四肢肌肉皮肤失于滋养，引发痿证。杨泽华认为，痿证的病机以脾肾两虚为主，以痰瘀阻络为标。

四、痿证的治疗原则

尽管随着中医理论的不断传承创新，人们对痿证的认知已逐渐加深，但痿证的治疗仍任重道远，临床医师应重视问诊、舌脉、症状、化验结果等每一个细节，并对可能出现或已经出现的并发症给予积极处置。

1. 健运脾胃，补后天以养先天

治痿独取阳明。《素问·痿论》记载：阳明者，五脏六腑之海，主润宗筋，宗筋主束骨而利机关也。冲脉者，经脉之海也，主渗灌溪谷，与阳明合于宗筋，阴阳总宗筋之会，会于气街，而阳明为之长，皆属于带脉，而络于督脉。故阳明虚则宗筋纵，带脉不引，故足痿不用也。此处是说，痿证与阳明亏损有关，筋脉关节不得荣养，因此出现足部废痿。独取阳明其实也是强调脾胃功能在痿证的发生发展过程中起到很重要的作用。《素问·太阴阳明论》云：四肢皆禀气于胃，而不得至经，必因于脾，乃得禀也。今脾病不能为胃行其津液，四肢不得禀水谷气，气日以衰，脉道不利，筋骨肌肉皆无气以生，故不用焉。《黄帝内经太素》曰：阳明胃脉，胃主水谷，流出血气，以资五脏六腑，如海之资，故阳明称海。胃是水谷之海，也是脏腑营养的来源，胃能受纳水谷，五脏六腑之精气都始于胃气，胃强则脏腑气血旺，周身皮肤筋脉、骨髓等方能得到滋养。患者四肢疲软无力，与脾胃功能失常密切相关，因此要重视调理脾胃。阳明充足，有利于疾病的治疗。

《黄帝内经》中"治痿独取阳明"原本是针对经络针刺治疗提出的，后世医家对此进行了延伸，将此作为针对脾胃论治的理论基础。杨泽华以《黄帝内经》中的理论为基础，结合自身数十年的临床经验，提出治疗痿证应注意健运脾胃，补后天以养先天，这与《景岳全书》中关于脾胃的论述观点一致，对先天不足者进行后天补养，可获得事半功倍的效果。

2. 滋阴补肾，资先天以促后天

胎儿在母亲体内之时，就依赖先天之本逐渐发育，生成各脏腑及气血津液，被娩出以后继续依靠自然界中的清气及水谷精微滋养，长大以后，先天之本并没有消散，而是悄悄被肾封藏了，因此肾也被称为先天之本。通过补肾阴或补肾阳，让先天得养，进而温煦脾胃，促进津液向全身输布，则痿证能够得到纠正。临床上多见脾肾虚弱并存，因此治疗时要两者兼顾，这与《医宗金鉴》中的观点一致，后天之气受先天补充，可生生不息；先天之气受后天滋养，可衍化无穷。

3. 活血祛瘀通络

痿证病情缠绵反复，患者病久多有体虚，又有湿浊实邪，脾虚不能运化水谷，湿浊聚而成痰，痰多又时常夹瘀，最终出现气血凝滞，经络不通，四肢肌肉皮肤无以滋养，引发痿证，因此对于痿证的治疗，调理脾胃、补肾是关键，但也要注意佐以活血化瘀药物。

此外，根据痿证病因的不同，治疗原则也应相应地改变，如果有兼证，应针对兼证用药治疗。

五、痿证的遣方用药

杨泽华治疗痿证时以治痿独取阳明为基础。《血证论》曰：

虽分五脏，而总系阴虚热灼，筋骨不用之所致，欲热之退，莫如滋阴，欲阴之生，莫如独取阳明……然痿废之原，虽在于胃，而其病之发见，则在于筋骨。《医宗金鉴》中描述痿证时提到痿属燥病，但仍应运用苦燥药物治疗，因为该病多由胃中有湿痰造成，因此可选择控涎丹加减。如果脾胃虚弱，气血化生不足，四肢筋脉痿弱无力，可以选择参苓白术散以健脾和胃、益气养血。如果患者病程较长，诸虚燥热，或在使用攻下剂后用药调理，则应审证治之。杨泽华强调，治疗痿证时应当依据患者的四诊结果辨证用药，不可一概而论。

第九节　颤证的诊治要点

颤证是指患者头部或肢体有不自主摇晃、颤动表现的病证，较轻时患者头部或手足轻微摇晃或颤动，严重时头部振摇、肢体颤动持续不止，甚至出现手足拘急、无法自理的情况。颤证多因内伤或其他慢性疾病导致筋脉失养而引起，是脑病科常见疾病之一。有关颤证麻痹症状的描述最早出现在《黄帝内经》中，比如《素问·至真要大论》云：诸风掉眩，皆属于肝。诸寒收引，皆属于肾……诸暴强直，皆属于风。古人将四肢震颤、肌肉僵硬、关节拘挛等临床表现用"掉""强直""收引"等字眼进行描述。《灵枢·邪客》认为颤证的病位在筋：邪气恶血固不得住留，住留则伤筋络骨节……故拘挛也。此后历代医家均对颤证有过相关论述，在认知上也不断发展。早在明代，我国医家就对颤证的病因病机有了很全面的认识，认为肾水亏虚，无法涵养肝木，导致肝风内动乘脾，四肢不自主震颤，指出颤证是本虚标实之证，以肾阴虚、肝木失养为本，以风火痰偏盛为标，同时强调治疗诸风之症，如筋脉强直者，应补阴以制阳，通过养营血而治燥，这也是治风先治血的缘由，血脉运行正常则风自解。

一、颤证的病因病机

杨泽华在传承古人观点的基础上结合自身多年临证经验，提出从肝肾论治颤证的观点，指出颤证的病机在于肾精亏虚，水不涵木，引发肝风内动。在临床实践中，颤证患者常有肝肾阴虚的表现，所以在治法上，杨泽华主要强调三个方面，即以滋补肝肾为主，兼以平肝息风和祛风化痰通络，具体临证时可结合患者的病史、临床症状和患病程度，适当辨证加减药物。总的来说，颤证的病机为阴虚阳亢，以肝肾阴虚为主。《素问·灵兰秘典论》中有关于肾脏的描述：肾者，作强之官，伎巧出焉。肾脏精气不足，会导致伎巧无出，引起肢体活动障碍，动作迟缓，甚至完全受限，并且肾精气不足也会影响其主骨生髓的生理功能，导致人体髓海空虚，出现智能障碍、健忘等病症。在肾精不足的病理基础上，还会衍生出痰瘀互阻、脑脉不通的情况，这些也是震颤及强直发生的重要病理基础。老年患者脏腑功能逐渐衰退，精血消耗较大，平素劳倦乏力，精血暗亏，或每每情志不遂，化火伤阴，或高龄合并较多基础病，导致肝肾阴虚加重，发为颤证。

肾虚血瘀是颤证发病的重要病理基础，因为肾是先天之本，也是人体元气之根，肾藏精，藏的是支持基础生命活动的物质，其精微可以化为人体阳气，也能化为阴津、元气。每个人都不可避免地经历生老病死，在这个过程中人体的精气会不断被消耗，同时六淫、七情、饮食、时疫等因素可能会在不同程度上对人体精气造成损伤。古人认为，年四十，而阴自半也，起居衰矣……年六十，阴痿，气大衰……肾虚可导致髓海不足，使人出现眩晕耳鸣、肢酸倦怠等症状。杨泽华认为，颤证病久可出现瘀血，瘀血既是标证也是病理产物。

颤证病位在筋脉，临床上可表现为肢体不自主震颤、四肢强直等。《灵枢·终始》曰：手屈而不伸者，其病在筋。肝，其华在爪，其体在筋。肝藏筋膜之气，为风木之脏，藏血。肝血不足，筋脉失养，就会产生肢体颤动、关节活动不利等症状。

二、颤证的治疗

颤证本虚标实，以肝肾阴虚为本，以风火、痰湿、瘀血等为标，且标本互相干扰，标实可因本虚而生，又能进一步加重阴津的消耗，导致病情进一步加重。《素问·阴阳应象大论》曰：年四十，阴气自半。人一旦超过四十岁，体内的肾精就会逐渐出现亏虚。肾阴损耗，不能涵养肝木，就容易导致肝风内动而出现震颤。人到花甲之年，肝肾不足，精血亏虚，脑失所养，肾虚水不能涵养肝木，肝肾两虚，容易出现头晕耳鸣、手足无力等症状。

杨泽华治疗颤证时常以平肝息风、补精益髓为基本方向，多用天麻、钩藤、龙骨、煅牡蛎、怀牛膝、盐杜仲、炙黄芪、石决明等药物。如果患者肝阳上亢症状明显，出现口苦、胸胁胀痛、烦躁、耳鸣等症状，可加用夏枯草、龙胆等药以清肝潜阳；如果患者合并智能障碍、健忘等，可加用石菖蒲、远志等药以开窍益智；如果患者反复目眩、胸闷、口中黏腻，可酌情加用瓜蒌、厚朴等药以行气化痰；如患者有面色苍白、腰膝酸冷、小便清长等肾阳不足的表现，可稍加肉桂、附子等药以温补阳气；如果患者失眠多梦、易醒、入睡困难等，可加用酸枣仁、柏子仁等药以安神助眠；如果患者盗汗、手足心烦热不堪，可加用黄连、银柴胡、知母等药以养阴，清虚热；如果患者四肢颤动剧烈，舌下络脉紫暗，可加用丹参、红花、鸡血藤等药以活血化瘀通络。

杨泽华治疗颤证的用药原则可以归纳为三点，即平肝息风治其标，滋阴补肾治其本，辅以祛风化痰通络，如此可达到标本兼治的目的。

1. 平肝息风治其标

杨泽华治疗颤证时常重用天麻及钩藤，其中天麻入肝经，可息风止痉，平抑肝阳，祛风通络，钩藤则在平肝的基础上兼具清热止痉的功效。石决明可以平肝潜阳、明目，配伍天麻、钩藤可增强平肝息风的作用。栀子和黄芩可以清热。益母草擅长活血化瘀，同时可以利水消肿。怀牛膝可引血下行，辅助抑制上亢的肝阳。杜仲、桑寄生滋补肝肾，强壮筋骨。茯神、百合、酸枣仁养心安神助眠。独活归肾、膀胱经，其味偏苦，味道雄烈，芳香四溢，因此具有通百脉、调畅全身经络的功效，对四肢震颤、屈伸不利具有良好的疗效。《名医别录》认为独活"主治诸贼风"，因此独活也经常应用于风寒湿痹的治疗。肝性至刚，宜柔不宜伐，内寓相火，极易变动。在治疗肝风引发的颤证时，除清肝潜阳外，还需要顺应其生理特性，注重应用养血柔肝之品。上述诸药合用，内风得息，上亢之肝阳得平。

2. 滋阴补肾治其本

因大多数颤证都是由肝肾阴虚引发的，故治疗时在平肝息风的基础上，需要增加滋补肾阴的药物。杨泽华常选择熟地黄、山茱萸等具有滋补肾阴功效的药物，联合枸杞子、盐杜仲、怀牛膝等增强滋阴效果。熟地黄入肝、肾经，味甘，能够养阴补血，填补肾精，对血虚、肝肾阴虚证有明显疗效，是滋补肝肾的重要药物之一。有古代医家认为熟地黄是大补五脏真阴、大补肾水的药物，配伍山药、山茱萸时，能够治疗肝肾亏虚引发的腰膝酸软、遗尿遗精、夜间盗汗等。山茱萸是成熟干燥果实去核后的果肉，是常用的收敛补血药，其味酸而涩，可以滋补肝肾、固肾摄精，治疗肝肾亏虚引发的腰膝酸软、耳鸣等。不过滋补肝肾的药物大多味厚而腻，对脾胃功能有影响，因此在滋补肝肾的同时应配伍健脾胃的药物，比如山楂、六神曲、麦芽、鸡内金等，促进脾胃对药物的吸收，并化生气血。

3. 祛风化痰通络

治风先治血，血行风自灭。杨泽华结合数十年的临床经验，治疗颤证时常佐以丹参、红花等活血化瘀之品。如果患者病程较长，迁延反复，缠绵不愈，草木之品无以建功，可借助虫类药入络以搜剔经络内久踞之邪，临床上多选择全蝎、僵蚕、地龙等。《本草从新》中有对全蝎功效的描述：故治诸风眩掉，惊痫搐掣，口眼㖞斜……厥阴风木之病。《医学衷中参西录》中有关于蜈蚣功效的描述：走窜之力最速，内而脏腑，外而经络……尤善搜风，内治肝风萌动，癫痫眩晕，抽掣瘛疭……外治经络中风，口眼㖞斜，手足麻木。

第十节　心系病的治疗体会

心系病是临床上常见的一类疾病。中医治疗心系病时多以心、脾、胃、肝、肾、肺为着手点进行辨证。

一、调脾胃

1. 补脾养心，益气生血

中医基础理论认为心为君主之官，位于胸中，居于上焦；脾位于上腹部，居于中焦。心与脾在经络上相互连通，在经气上相互影响。心属火，脾属土，火生土，从五行角度看心与脾是母子相生的关系，故治疗心系病可以从调理脾脏功能入手。通过调理脾脏功能治疗心系病的相关论述，最早见于中医经典《黄帝内经》：心痛腹胀，啬啬然大便不利，取足太阴。饮食进入胃中，经过脾胃的腐熟运化成了精微物质，精微物质上行与肺气相结合，在胸中形成宗气，宗气推动血液运行，输布四肢百骸，营养全身各个脏腑，各个脏腑在受到气血的滋养后才能正常发挥自身的生理功能。所以，心中气血的盈亏与脾气的盛衰之间是紧密联系的。医圣张仲景在其主要著作《伤寒论》中提到的枳实薤白桂枝汤等，就是通过调理脾胃治疗心系病的典型方剂。脾脏生理功能受损，气血生化失司，导致无以奉心化赤，临床上就会出现心血不足、心脉失养的问题，导致心系病的产生。

对于脾胃损伤导致的心系病，治疗时多采用补脾养心、益气生血的方法，常用的方剂有归脾汤、生脉散等，《医学心悟》中有归脾汤"治气血虚弱，以致心痛"的论述。脾胃损伤得到改善后，气血得以恢复，脉管中血液充盈，则心有所养，临床症状得以改善。治疗时要注意补而不腻，即补益时不宜过用滋腻类的药物。

2. 化痰祛瘀

脾胃居于中焦，是气机升降出入的枢纽。脾胃受损，脏腑功能失司，运化输布水液的功能受损，可导致中焦水湿停聚。水湿之邪停于中焦，聚而成痰，日久化瘀，痰瘀闭阻心脉，瘀则不通，不通则痛，可导致心系病。

常见的中医治疗痰瘀闭阻型心系病的方法可分为三类，即"健法""通法""化法"，且常常同时应用。

"健法"，顾名思义就是健运脾胃之法。脾居中焦，为生痰之源，脾气得健，则痰无所生。

"通法"，简单而言就是宣畅气机，调理气的升降出入的方法，气行通畅则水湿得化，避免停滞成痰。

"化法"，即根据体内痰湿的情况，选用祛湿化痰类中药进行治疗的方法。

治疗痰瘀闭阻型心系病时要辨清寒热虚实。如若寒痰为患，则宜温之。如若痰浊停滞，日久化热，则为热痰，当采用热者寒之的方法。如若脾脏受损，脾气虚弱，无力推动血液在脉道中顺利运行，血液运行不畅，脉道不利，则瘀血瘀滞于脉道，导致脉道不通，不通则痛，临床上就会出现胸痹心痛的症状。此类以胸痹心痛为主要表现的心系病当采用健脾益气、养血行血的治疗方法，气行则血行，血行则无瘀阻。临床上常用的方剂是丹参饮等。

二、调肝

肝经与心经相通，肝藏血，心主血。人体在活动的时候血运行于诸经，人体在安静的时候血归于肝脏，《黄帝内经》云：肝受气于心。肝主疏泄，调畅一身之气机。肝脏的正常生理功能有赖于心脏输注的气血。肝主疏泄的功能还参与了心气推动血液输布全身的过程。只有肝脏正常实现其疏泄功能，才能使周身之气的升降出入运动顺畅，才能使人体周身气血的形成、精微物质的输布功能正常，所以肝脏生理功能的正常运行对心脏功能的正常运行有重要影响。肝主疏泄，若肝气郁结，则一身之气机运行不畅，可出现气滞的情况。若气滞日久，化生痰湿、瘀血等病理产物，痹阻心脉，就会导致心系病；气滞会导致体内的水液输布障碍，水液内停，聚而为痰，痰饮与瘀血互结则瘀阻不通，不通则痛，从而出现胸痛等症状。对于肝气郁结的情况，临床上常采用疏肝理气的治疗方法。肝气得到疏通，气机得以通畅，气滞得到缓解，脉络得以通畅，疼痛症状就会有好转，常用的方剂有龙胆泻肝汤、柴胡疏肝散、越鞠丸等。在疏肝理气的同时还应根据患者的具体情况联合应用化湿祛痰方药，如逍遥散、温胆汤等，以及活血化瘀方药，如血府逐瘀汤等。如若肝郁日久化火，火为热邪，易向上损伤心脏阴液，心脏阴液损伤，心失所养，不荣则痛。对于肝郁日久化火之证，治疗上常采用清肝火、补心阴的方法，常用的方剂有酸枣仁汤合加味逍遥散等。如若患者是阳虚体质，又有风寒邪气外袭，临床表现为筋脉挛急疼痛，则考虑肝主筋脉，外感六淫，心肝失养，不荣则痛，治疗上以温阳通脉、行气补血为主要方法，常用的方剂有四逆汤、当归四逆汤、枳实薤白桂枝汤等。肝脏生理上以血为本，以气为用。如果患者年老体弱，阳气自衰，阴血不足，周身脉络失充，导致肝不藏血，心脏失养，不荣则痛，治疗上常采用养血补阴之法，常用的方剂有补肝汤、六味地黄丸、左归丸等。

三、调肾

　　肾主水，藏精，为先天之本，亦是五脏阴阳之根本。肾精是人体一身阴阳之基础，具有主宰生命的作用。肾阴肾阳是心阴心阳化生的基础，故肾中阴阳的虚衰与失调，是导致心系病产生的重要病因。心位于胸中，居上焦，五行属性为火；肾位于下腹部，居下焦，五行属性为水。在正常的生理状态下，心火下济于肾水，则肾水不寒，肾水上济于心火，则心火不亢，从而心肾相交，水火相济。在病理状态下，肾阴亏耗虚损，阴虚火旺，肾水不能够上济于心，心火亢盛于上，炼液为痰，瘀阻心脉，血行不畅，心脉痹阻，则发为心系病。肾中阴精亏损，不能滋养五脏，心失所养，心阴亏损，脉道阻塞不畅，心脉痹阻，可发为心系病，治疗上多选用六味地黄丸等方剂。若肾中阳气亏虚，肾阳不能制约阴水，则水液泛滥，阴水停于体内，聚而为痰。肾阳为一身之阳，若肾中阳气不足，命门火衰，则五脏失于温煦，水液内停，成痰化瘀，痰瘀痹阻心脉，发为心系病，治疗上多选用温肾补阳的方剂，如金匮肾气丸、右归丸、真武汤等。另外，治疗时常会用到阴中求阳、阳中求阴之法。阴阳互补，转化相生，通过调和阴阳，可使气血充盈，疾病得愈。

四、调肺

心脏与肺脏同居上焦，从位置上看两脏相邻，从经络上看两脏相连。心主血，调控一身血液的运行，肺主气，司呼吸，为水之上源，具有通调水道、宣发肃降的功能，朝百脉，主治节。心肺两脏在生理上互为依存、互相为用，两脏正常的生理功能共同维系着人体一身气血的运行。宗气是联系心肺两脏的重要物质，具有司呼吸、贯心脉、行气血的生理功能。若肺气虚耗、宗气不足，可导致心气虚损。气为血之帅，血为气之母，如果气虚则血行无力，会导致血脉痹阻，发为心系病，治疗上常采取补肺气、活血化瘀的方法，常用的方剂为保元汤合丹参饮等。肺脏为水之上源，贮痰之器。肺的生理功能异常，会导致水液通调输布功能受损，体内津停痰聚，痰瘀阻闭脉络，脉络不通，发为心系病，治疗上常采取疏导肺气、除痰饮的方法，常用的方剂有二陈汤、葶苈大枣泻肺汤、三仁汤等。

五、冠状动脉粥样硬化性心脏病的治疗

冠状动脉粥样硬化性心脏病（简称"冠心病"）在临床上多表现为胸闷、胸痛、心悸、乏力、气短及活动耐量减低等。根据冠心病的临床表现，可归属于中医学"胸痹心痛""心悸""喘证"等范畴。冠心病的常见病因为年老体衰、阴阳失调、脏腑功能及气血损伤，主要病理因素有痰浊、血瘀、寒凝、气滞等，属本虚标实证。

冠心病的本质是本虚标实证，心、肝、脾、肺、肾等脏腑的亏损，人体气血及阴阳功能的失调是致病的根本原因，寒凝、气滞、痰浊、血瘀等皆是标实。"急则治其标，缓则治其

本""治病必求于本"，所以中医学对于冠心病在治疗上通常采取以扶正为主、以祛邪为辅的方法，或根据病情采用扶正、祛邪并重的方法，临床治疗时通常还要根据患者的具体表现，通过调整机体阴阳的方法，平衡机体的气血运行，通补兼施，使得心脉得以通畅、心脏得养，从而实现标本同治的目标。

第十一节　胃痛的辨证论治

胃痛，也称胃脘痛，是临床常见病症之一，指以胃脘部或近胸口处明显疼痛为主要表现的病症，多由外感寒邪、饮食不节、情志不畅和脾胃素虚等因素引发。胃气郁滞，失于和降是胃痛的主要病机，常与肝、脾等脏腑密切相关。西医学的急（慢）性胃炎、胃溃疡、功能性胃肠病、胃癌等见上述表现者常可归于"胃痛"范畴。西医积极对症治疗胃溃疡、胃癌等疾病引发的胃痛时常可取得一定疗效，但对于慢性胃炎、功能性胃肠病等尚无特效药。中医治疗胃痛有一定优势，但治疗时切忌盲目、机械地使用止痛药品，应该辨证施治，分而治之。

信息时代，生活节奏加快，人们生活和工作的压力不断增加，饮食习惯也发生了较大改变，长期饮食不规律及不节制导致胃肠道疾病的发病率连年增长。胃痛病程较长，易复发，甚至会导致出血、穿孔、癌变等，对人体的危害很大。

中医治疗胃痛，以理气和胃为大法，同时根据不同证候，采取相应的治法。肝主疏泄，与胃的联系紧密，从肝论治胃痛是有其生理基础和病理依据的，因此历代医家从肝治胃的文献和经验很多。汉代治疗胃痛的方法主要有补虚、理气、温里、杀虫及祛湿等，其中祛湿法最常见，金元时期以温里、益气、补虚、化瘀为主，到明清时期则以温补为主。

胃痛的病机以肝气郁滞、脾胃虚弱、痰湿内阻和湿热内蕴为主，上述因素可导致胃气不通，胃失濡养，不通则痛，不荣则痛。胃痛常见的基本证型有脾胃湿热证、肝气犯胃证、气滞血瘀证、胃阴亏虚证、饮食内停证、脾胃虚寒证等，其中脾胃湿热证最为多见。考虑到本病寒热错杂、虚实互见，因此临床治疗时要在不损伤胃气的前提下通过行气、补虚、泻实的方法对胃进行疏通，经多年临床验证，中医治疗胃痛疗效颇佳。此外，对胃痛患者进行日常调理也很关键，如注意控制饮食等，日常调理是应放在药物治疗之前的。

治疗脾胃湿热证的常用中药包括黄连、黄柏、半夏、柴胡、薏苡仁、陈皮、豆蔻、大枣等；治疗肝气犯胃证的常用中药包括柴胡、郁金、陈皮、川芎、枳壳、紫苏梗、白芍等；治疗脾胃虚弱证的常用中药包括党参、黄芪、茯苓、甘草、大枣、生姜等；治疗气滞血瘀证的常用中药包括五灵脂、蒲黄、炮姜炭、木香、党参、郁金等；治疗胃阴亏虚证的常用中药包括麦冬、天冬、北沙参、生地黄、当归、白芍等。

一、寒证治以"热"

临床表现：胃脘暴痛，遇寒尤甚，口淡不渴，大便或调或稀。舌苔白腻，脉弦紧数。

辨证：寒邪客胃，脾胃虚弱。

治法：散寒解表，健脾和胃。

方药：小柴胡汤、附子理中汤等。如果胃脘胀满，可用枳实、厚朴、木香、砂仁等；如果遇寒胃痛加重明显，加荆芥、防风、桂枝、麻黄等；如果恶心泛呕明显，加生姜、法半夏、茯苓、丁香、高良姜等；如果腹泻，大便次数多，可用五味子、乌梅、肉豆蔻、莲子等；如果积食，可用焦山楂、六神曲、鸡内金、谷芽等。

二、热证治以"寒"

临床表现：胃痛发热，胀满急迫，烦躁不安，咽干口苦，倒饱嘈杂，泛酸。舌质红，苔黄腻，脉弦滑。

辨证：胃热炽盛。

治法：清热和胃。

方药：如果胃痛嘈杂，口苦，可用黄芩、龙胆、天花粉、吴茱萸等；如果舌苔黄腻，可用黄柏、滑石等；如果胃痛较重，可用川楝子、白芍、丹参等；如果胸胁胀满，可用郁金、香附、陈皮等；如果情绪低落或烦躁易怒，可用川芎、柴胡、郁金、百合、香附等；如果身热大汗出，可用知母、人参、石膏、粳米等；如果频繁泛酸，可用煅瓦楞子、海螵蛸、竹茹等。

三、中虚治以"补"

1. 脾胃阴虚

临床表现：口干舌燥，但不欲饮水，胃部隐隐作痛，伴五心潮热，周身乏力，大便干结，小便短涩。

治法：滋阴，清虚热。

方药：常用药为北沙参、麦冬、百合、玉竹、党参、甘草、白芍等。如患者感觉饿但食欲差，加豆蔻、麦芽、六神曲等；消渴较重者加玄参、乌梅、五味子等；胃痛热重者加竹茹、甘草等；下午身热者加地骨皮、生地黄、青蒿等；四肢酸麻甚者加木瓜、当归等；大便干结数日未行者，加火麻仁、首乌藤、郁李仁等；小便量少而热涩者，加木通、生地黄、白茅根等。

2. 脾胃虚寒

临床表现：胃脘隐痛，畏寒肢冷，喜温暖，空痛夜重，得食痛减，遇寒则重，倦怠无力，食欲缺乏，泛呕，时吐痰水，肢体欠温，大便稀而尿净。舌淡，苔薄，脉沉弱，或者沉迟少力。

治法：温补脾胃。

方药：常用的药物有党参、黄芪、桂枝等。手足心热较重者，加黄芩、黄连、栀子、黄柏等；腹胀腹痛者，加厚朴、枳壳、香附、木香等；胃腹内凉，怕冷较重者，加檀香、乌药、干姜、吴茱萸等；周身乏力者，加黄芪、山药、党参、枸杞子等；呕吐清水较严重者，加丁香、柿蒂、厚朴、茯苓等；大便稀薄，每日数行者，加炒薏苡仁、防风、山药、诃子、肉豆蔻、干姜等。

四、实证治以"泻"

临床表现：胃痛腹胀，口苦泛酸，大便臭秽，泻而不爽。舌苔黄腻。

辨证：食积内停。

治法：消食导滞。

方药：常用药为六神曲、鸡内金、焦山楂、莱菔子、焦槟榔、谷芽、麦芽等。如果口苦心烦，可加黄连、连翘、焦栀子等；如果呕恶痰涎或吐涎沫，可加吴茱萸、胆南星、制半夏、天竺黄等；如果脘腹胀满明显，可加厚朴、大腹皮、木香等；如果两胁作胀，可加川楝子、佛手等；如果大便干臭不爽，可加熟大黄、胡黄连、生槟榔等。

五、土虚木摇治以"疏"

临床表现：胃脘胀痛，腹部胀满，每因情志不遂而痛苦，时伴呕恶，不思饮食，偶有周身窜痛，排便不爽。舌苔白，脉沉弦。

辨证：肝气犯胃，升降失调。

治法：疏肝健脾和胃。

方药：常用方药物组成包括北柴胡、川芎、香附、枳壳、焦神曲、焦白术、茯苓等，重用北柴胡为君，疏肝理气，以川芎为臣，行气止痛，整方具有升举清阳、调和营卫的功效，使邪祛而正安。兼见血瘀者，加丹参、红花、土鳖虫、僵蚕等；胃脘疼痛不适者，加陈皮、丹参、大腹皮、砂仁、川楝子、延胡索等；腹痛甚者，加厚朴、干姜、甘草等；腹胀便结甚者，加厚朴、大黄、芒硝等；恶心、嗳气想吐者，加生姜、代赭石、旋覆花等；泛酸胃灼热者，加黄连、甘草、煅瓦楞子等；呕吐频发或伴大便溏泄者，加茯苓、山药、丁香等；食欲减退伴口中黏腻者，加藿香、胆南星、佩兰、肉豆蔻、生薏苡仁、法半夏等。

六、寒热错杂治以"调"

临床表现：胃脘部胀闷、隐隐作痛，口苦，心烦意乱，喜食寒凉之物，但食用后胃痛加重，腹鸣泄泻。舌苔白，或黄，或黄白相间，脉弦数。

辨证：寒热错杂。

治法：调理寒热。

方药：柴胡疏肝散、小建中汤、香砂六君子汤等。如果食入则吐，酌用代赭石、枳实等；如果胃脘冷痛甚，可加桂枝、白芍、丹参、檀香等；如果腹部寒凉，可加吴茱萸、小茴香、花椒、荜澄茄等；如果大便不通或有脓血，可用大承气汤合五苓散或大黄附子败酱散等；如果肠鸣下利较重，可加五倍子、石榴皮、苍术、厚朴、豆蔻、莲子等。

七、胃络瘀滞治以"化"

临床表现：胃脘部隐隐作痛，轻时如针刺，重时闷痛不止，多于夜间加重，可有口中干苦，但不欲饮水，口中黏腻，发腥，胸脘闷。舌暗或有瘀点，脉涩。

辨证：肝郁气滞，脾胃虚弱，血瘀内停。

治法：疏肝健脾，活血化瘀止痛。

方药：枳实芍药散、木香厚朴丸、四妙勇安汤等。如果瘀重，可加三七粉、川芎、红花、桃仁等；如果胃刺痛，可加川楝子、延胡索等。

八、胃痛出血治以"摄"

临床表现：胃痛，恶心呕吐，气促心慌，口淡不渴，大便色黑如漆。舌质淡，苔白，脉沉涩或数。

辨证：气虚不摄血。

治法：益气摄血。

方药：香砂六君子汤加味。如果气滞血瘀，痰饮内停，可加莪术、三棱、白芥子、桃仁、红花等；如果中焦虚寒，胃寒呕吐，可加吴茱萸等；如果胃热而呕，可合用黄连阿胶汤等；如果胃失和降，胃气上逆而呕吐，可加麦芽、橘红、莱菔子、砂仁等；如果进食后常呕吐，口淡不欲饮水，可加法半夏、茯苓、生姜、陈皮等；如果小便赤涩，可加龙骨、牡蛎、泽泻等；如果呕吐物呈咖啡色，可加小蓟、茜草、三七、白及、仙鹤草、侧柏叶等；如果气短、胸闷，可加枸杞子、山药、黄精、五味子等。

总体来说，杨泽华认为胃痛的病因复杂，且不同病因常交织错杂，治疗时应注意根据患者的症状、体质、舌脉等进行辨证治疗。

第十二节　呃逆的治疗

呃逆是一种喉间不自主发出呃声的病症，声音短而发作频繁，古称"哕逆"，至明代以后开始称为"呃逆"，俗称"打嗝"。根据其发病特点和临床表现，西医学胃炎、胃扩张、功能性胃肠病等引发膈肌痉挛见上述表现的，可归于"呃逆"范畴。中医理论认为，呃逆的致病因素较多，但病机以胃失和降，胃气上逆为主。通常来说，原发性呃逆预后较好，但由其他疾病诱发的呃逆，预后则与原发病密切相关，部分病情严重者可发展为顽固性呃逆，反复发作，预后不佳，给患者的生活质量带来很大影响。杨泽华认为，呃逆的病机在于胃失和降，胃气上逆，病位在胃，涉及五脏，治疗时必须仔细辨证，针对用药，才能取得满意效果。

现将杨泽华治疗呃逆的临床经验总结如下。

一、注意事项

1. 注重整体观念，辨清虚实

治疗呃逆时要从整体观念出发。能够诱发本病的因素较多，久病体虚、情志不畅、饮食不节、痰饮停滞中焦等均可引起呃逆，心肝火旺、肺失宣降、胃火炽盛、脾胃虚寒、肝郁乘脾、肝气犯胃、脾肾阳虚等，皆能对胃造成损伤，诱发气机逆乱，发为呃逆。临证时要抓主要病机，抓主要症状，注重整体观念，辨清虚实。

呃逆有虚实之分，实证多与寒盛、胃火、气滞、食积等有关，虚证则多与脾胃虚弱、肾气亏虚、久病体虚有关。杨泽华进行临床治疗时，强调从病因、病机着手，辨证治疗。

2. 重视调理气机

杨泽华认为，呃逆的主要病机是胃失和降，胃气上逆，究其根本是中焦气机失常，寒热虚实及情志不畅均可影响中焦气机，其中情志因素可直接引起气机失和，是导致呃逆的重要因素。所以，在临床治疗呃逆时要注重调理中焦气机，使中焦气机条达，清气得升，浊气得降，方可达到改善呃逆的目的。

3. 强调调养和治疗联合，保护胃气

治疗呃逆时应根据病机的不同选择合适的治法，寒者当温之，热者当清之、下之，食滞者当消导之，气逆者当疏降之，虚者当温补之，血瘀者当破导之。对于久病体虚者，治疗时应注重调养胃气，胃气是生命的根本，得胃气者活，反之则亡。

4. 注重中西医结合，针药并举

杨泽华常言，现代中医不能有门户之见，要学习别人的长处，合理使用中西医结合的方法治疗疾病，获得疗效方为根本。杨泽华对古今中外与中西医相关的专业知识广泛涉猎，强调西医解剖学、病理生理学及诊断学都是值得学习的基础知识，我们推崇中医，学习中医，使用中医，但不能排斥西医，要让西医的理论基础和诊断手段为中医提供借鉴，帮助我们对疾病进行整体把握。

治疗呃逆当针药并举。杨泽华强调，呃逆的针灸治疗以调神和调气为主要治则，其中调神指的是调脑神，调气指的是调理脾胃，顾护后天之本，以及疏肝理气，可选择毫针疗法、耳针疗法、穴位注射等中医特色疗法。

二、中药治疗

1. 温胃祛寒、降逆止呃法

杨泽华认为，胃寒呃逆多由饮食不节，过食生冷，或过用寒凉药物，或胃本积寒，或外感寒邪，使寒遏中阳，阻碍气机运行，肺胃升降失调引发。

临床表现：多见呃声沉缓有力，胃脘满闷不适，每遇阴冷天气病情加重，喜温喜热，平素喜喝热饮，口淡不渴。舌淡，苔白而润，脉沉缓或迟缓。

治法：温胃祛寒，降逆止呃。

方药：丁香柿蒂散加减。丁香与柿蒂是改善呃逆最常用的中药配伍，其中丁香辛温，温胃降逆，擅长治疗胃寒引发的呃逆。柿蒂入胃经，可降逆平胃，是治疗胃气上逆引起的呃逆的要药。二者合用，可获散寒降逆之效。高良姜能温胃散寒。炙甘草调和诸药，兼有温胃降逆的效果。诸药合用，则胃寒散，气逆平，呃逆除。如果患者寒气偏盛，可予桂枝、附片、乌药、肉桂等；如果寒凝气滞导致痞满，可予香附、枳实，厚朴；如果兼食滞，可予莱菔子、姜半夏、槟榔；如果气逆较重，呃逆发作频繁，可予旋覆代赭汤加减；如果外感寒邪，可予荆芥、防风、生姜、紫苏叶。

2. 清火降逆、和胃止呃法

杨泽华认为，饮食不节，平素过食肥甘厚味，或食积内停，积而化热，消铄胃之津液，燥屎内结，或进食大量温补之品，导致胃肠内湿热偏盛，久之生热，胃火上逆，可引起呃逆。

临床表现：呃声响亮、有力，冲逆而出，心烦易怒，口中有异味，平素喜饮凉水，腹部胀闷，大便干结，小便黄。舌红，苔黄，脉滑。

治法：清火降逆，和胃止呃。

方药：竹叶石膏汤加减。如果呃逆重，可加柿蒂；如果食积内停，积而化热，可予保和汤加减消食散结；如果腑气不通，腹满便秘，可用承气汤类通腑泄热，大便通畅，有助于胃气平和，升降功能得复，呃逆自然可止；此类病证火势较重，常兼有心火，心属火，心火生胃土，温暖胃土，可助胃腐熟水谷，若心火亢盛，心火上炎，则易引动胃气上逆，还易兼有痰火，如果呃逆伴有胃痛、反酸、心悸、气短等，可予黄连温胆汤加减；如果寒热错杂，可予泻心汤类加减。此外，火热之邪易伤阴液，杨泽华临床治疗此类患者时，常重视固护阴液，予以增液汤或生脉饮加减。

3. 温补中阳、降逆和中法

杨泽华认为，呃逆病久，气血生化不足，脾胃亏虚，中阳不足，胃失和降，则虚气上逆。

临床表现：呃声低长无力，气不接续，脘腹不舒，喜温喜按，神疲乏力，食少纳差，大便溏，四肢发凉。舌淡，苔白，脉细而沉。

治法：温补中阳，降逆和中。

方药：附子理中丸加减。附子理中丸温运中焦，可再加柿蒂、丁香、吴茱萸、肉豆蔻以行气暖胃，降逆止呃。如果食滞吞酸，可予保和丸加减，以健脾和胃，消食散结；如果脾虚气滞痰多，脘腹胀满，可予二陈汤加减，以理气化痰；如果气虚乏力，中气大亏，可予四君子汤加减，以益气健脾；久虚必及肾，久病必及血络，如果虚瘀并见，治疗上要兼顾补肾和祛瘀，因此如果兼有肝肾亏虚，可加杜仲、牛膝、肉桂、巴戟天等温补肝肾的药物，如果兼有血瘀，轻者可加丹参、鸡血藤、当归等活血养血的药物，重者可加三棱、莪术、水蛭、地龙等破血通络的药物。

4. 益胃生津、降逆止呃法

杨泽华认为，呃逆之胃津亏虚证多由胃热不清，或心肝火旺，或热病久治不愈，或服用大量温补类药物，或呕吐腹泻，或素体虚弱，或产后体虚，耗伤胃阴，气机升降失调导致。

临床表现：呃声短促而不连续，不欲进食，口干，或口渴心烦，便干尿少。舌红，苔少，脉细数或弦细。

治法：益胃生津，降逆止呃。

方药：益胃汤加减，可加用柿蒂、枇杷叶等。如果兼有气阴两虚，神疲乏力，可予橘皮竹茹汤加减，以益气清热，和胃降逆，或予生脉饮加减，增强益气养阴之效；如果兼有肾阴虚，可予玉女煎加减，以滋肾阴，清胃热；如果大便干结，可予麻仁润肠丸加减，以润肠通便，使腑气得通，胃气得降。

5. 解郁顺气、和胃降逆法

杨泽华认为，肝气郁结，逆乘肺胃，胃气上冲，可致呃逆。

临床表现：呃声时作，常由情志不畅诱发或加重，还可见胁胀，胃脘部满闷不舒，嗳气连连，口中泛酸。舌淡，苔白，脉弦。

治法：解郁顺气，和胃降逆。

方药：柴胡疏肝散合五磨饮子加减。如果肝郁日久化热，心烦口苦，可予丹栀逍遥散加减；如果肝郁化火，肝火上炎，口苦目赤，可予龙胆泻肝汤加减；如果肝阳上亢，头晕头痛，可予天麻钩藤饮加减；如果兼见肝肾阴虚，患有中风病，可酌情予镇肝息风汤加减；如果痰气交阻，气机痞塞，昏晕呕恶，可予旋复代赭汤加减；如果气滞血瘀，胸胁刺痛，可予血府逐瘀汤加减。

三、针刺治疗

调畅脑神所选的穴位是百会、四神聪、神庭，起到开窍醒神、清利头目、促进脏腑功能恢复的作用。调理脾胃所选的穴位是合谷、中脘、足三里、公孙，起到健脾和胃、理气通络的作用。顺气畅中所选的穴位是膻中、内关、膈俞、气街，起到宽中理气、和胃降逆的作用。清泻肝胆所选的穴位是肝俞、期门、太冲，起到疏肝理气、调畅气机的作用。培补先天及后天之气所选的穴位是神阙、关元、气海，起到培元固本、扶助正气的作用。治疗时可选用毫针补泻或穴位埋线的方法。

四、艾灸治疗

临床上通常选择中脘、神阙，运用悬灸或隔姜灸的方法，以达补虚温中、降逆止呃之功。

五、穴位注射

临床治疗时的主要选穴为膈俞和足三里两个穴位，药物通常选用维生素 B_6 注射液、盐酸甲氧氯普胺注射液或氯丙嗪注射液等，利用药物本身的作用增加穴位刺激时间，提高刺激强度，以便获得更好的治疗效果。

六、耳针疗法

耳针选穴为膈、脾、胃联合应用，采用耳穴压豆或埋针的治疗方法，起到解除膈肌痉挛、降逆止呃的作用。

第十三节 肾性蛋白尿的中医治疗体会

尿蛋白是早期肾损伤最常见的阳性指标之一，通常而言在正常情况下，人的尿液中检测不出尿蛋白，当患者 24 小时尿蛋白定量不低于 150mg 时可诊断为蛋白尿。尿蛋白是评价肾脏肾小球基底膜是否出现损伤的重要指标，同时参与肾脏病的进一步发展过程。中医学里没有蛋白尿这一病名，但是根据临床表现及疾病特点，可将其归于"肾风""水肿""尿浊"等范畴，其病因主要与脏腑功能衰弱，统摄无力有关，体内精微物质无以封藏及运转，从下排出体外，发为本病。杨泽华对于肾性蛋白尿的诊治也颇有心得。

中医学认为，蛋白质是人体内的精微物质，相当于精气，是脾胃腐熟运化五谷与肾藏精气共同作用化生而来的，因此中医学认为蛋白尿的出现与脾肾功能异常密切相关。脾主升，脾气亏虚，失于健运，则精微物质随尿液向体外漏出，即所谓"中气不足，溲便为之变"。《黄帝内经》认为肾主蛰藏，是精气之根本。五脏六腑化生的精气均由肾脏负责封藏，因此肾气足，则精气内守，肾气虚弱，统摄无力，则对精微物质失于固摄，使其随尿液漏出。肾性蛋白尿与中医学精气下泄表现相对应，脾肾亏虚是造成蛋白尿的根本原因。蛋白尿既是肾病的一种，也是参与肾脏疾病发展的危险因素，尿蛋白过高在一定程度上也预示患者的预后不佳。由此不难发现，蛋白尿是脾肾亏虚，引发固摄无力，造成精微物质随尿液漏出的病理表现。

一、病因病机

精气由先天之精及后天水谷精微作用而成，其产生、输布及封藏与脾、肾的生理功能存在密切联系。精气能否正常产生及输布与脾主运化升清及肾主蛰藏有重要关系。《诸病源候论》认为水之病，脾肾两虚是主要病因。肾虚无法宣通水气，脾虚失去统摄之力，则水液代谢障碍，溢于肌肤，发为浮肿。脾肾共同参与水液调节，脾之运化升清与肾的温煦蒸腾作用有密切关系，而肾主水液又"仰仗"脾之运化。《黄帝内经》中提到，肾脏禀受五脏六腑的精微物质且将其封藏。肾藏精，肾虚则开阖功能下降，固摄无力，精微下泄，进而出现所谓的蛋白尿。从五行角度来说，土克水，补脾土有助于肾脏主水液功能的发挥，脾失健运则水湿内生，出现水肿，肾气虚，固摄无力，则出现精微外泄，因此本病病位在肾，涉及脾。中医学认为，先天精气由父母之精化生，受后天水谷精微物质滋养，与脾之运化、肺之输布、肾之封藏均密切相关。本病的根本病机是本虚标实，后者主要包括风、湿、热、瘀、毒等。

二、辨证论治

1. 治病求本，益气补肾健脾

杨泽华认为，脾肾亏虚是本病的根本病机，因此补肾健脾是治疗本病的关键所在。患者久病体虚，病情迁延反复，久之则会正气亏虚，肺卫失守，人体更容易感受外邪，其中以感受风邪最为常见。风性开泄，可以让人体腠理张开，导致出汗、恶风，还可以使固摄功能失常，精微下泄，引发蛋白尿。《素问》中提到少阴脉贯穿肾经而络肺，《灵枢经》对肾经的起止也有详细记载，指出其上贯肝膈，入肺中。外感邪气侵袭肺卫后，从肺络循经入少阴，对肾脏也会产生明显影响，所以治疗肾病时，应在补肾健脾的同时，适当加入固肺卫的药物。杨泽华临证时多用六味地黄丸联合玉屏风散治疗。前者可滋补肾阴，但因熟地黄过于滋腻故常用生地黄替代，并弃用泽泻。杨泽华认为，肾性蛋白尿患者肾本虚，加之精微外泄，不宜应用较多渗利之品，应注重补肾，提高肾封藏之力。后者的主要作用在于固肺卫，黄芪有益气升阳、利尿消肿、固表止汗的功效，现代药理学研究指出黄芪的有效成分能够显著降低尿蛋白，对肾脏有明显的保护作用，同时还有助于提高患者的免疫力。

2. 标本兼顾，祛瘀除湿

络病理论认为蛋白尿的根本在于肾络受损，病机为本虚标实，本虚是肾络亏虚，标实则是肾络虚弱后邪气侵袭肾络，而络病的共同特性就是不通，因此治疗肾性蛋白尿时，通络疗法应贯穿始终。通络的具体方式为补虚、祛风、清热和化瘀。杨泽华根据其对络病的研究，结合自身临床工作经验，临证时常对活血化瘀、清热利湿及益气健脾利水等方法进行灵活组合应用，以中医理论为依托，参考现代药理学研究报道，用当归、丹参等药物活血化瘀，养血扶正。若患者瘀血偏盛，可加用桃仁、红花以降气化瘀，同时活血祛瘀止痛，血瘀严重的，可应用三棱、莪术、王不留行以破气行血。若水湿聚于体内，可应用五苓散、五皮饮以健脾运化水湿，通利小便，消肿除湿。若瘀血与水湿相互作用，可加用益母草、泽兰、川芎以行气活血，气血通畅则病邪更容易被祛除。若患者阴津不足，脉偏细，可加用玄参、女贞子、墨旱莲以滋补肾阴。若尿中红细胞过多，可加用茜草、小蓟、蒲黄炭以凉血止血。若结石较多，可加用石韦、金钱草、海金沙、萆薢以通淋排石。若热邪较重，咽痛红肿，伴发热，可加用蒲公英、紫花地丁、白花蛇舌草以增强清热解毒之效。若湿热明显，可加用黄柏、苍术、薏苡仁以清热利湿。

3. 佐虫类药，祛除痼疾

肾性蛋白尿病程长，病情迁延反复，杨泽华治疗久病有瘀的患者时多加水蛭、蝉蜕、地龙、土鳖虫、僵蚕等虫类药以祛络瘀。正如吴鞠通对虫类药的描述：且以食血之虫，飞者走络中气分，走者走络中血分，可谓无微不入，无坚不破。治疗肾性蛋白尿时使用虫类药意在取其"深搜细剔"之效。现代药理学研究指出，虫类药的有效成分多有调节免疫功能、修复凝血功能的作用，同时有助于减轻炎性反应，降血脂，延缓肾脏病的发展，减少肾病患者免疫复合物的产生，改善其体内的高凝状态。

三、病案举例

张某，男，59 岁。

初诊时间：2019 年 6 月 12 日。

主诉：反复双下肢水肿 1 个月。

现病史：患者 1 个月来反复双下肢水肿，就诊时症见双下肢轻中度浮肿，周身乏力，腰膝酸软，食欲减退，夜间睡眠差，尿量可，尿中有泡沫，大便调。

既往史：高血压病史 10 多年，现口服缬沙坦分散片控制血压，每次 80mg，每日 1 次，未监测血压。

查体：血压 140/80mmHg。舌淡，苔白，脉沉细。

辅助检查：尿常规示尿蛋白（++），潜血（+）。尿微量白蛋白 603mg/24h。血生化分析示血肌酐 73μmol/L。

中医诊断：水肿。

中医辨证：脾肾亏虚，水湿内停。

治法：补肾健脾，利水消肿。

方药：桑寄生 15g，黄芪 30g，土茯苓 30g，山药 20g，山茱萸 15g，泽兰 15g，瞿麦 15g，钩藤 15g（后下），萹蓄 15g，天麻 10g，麸炒白术 15g，莲须 10g，防风 8g。14 剂，日 1 剂，水煎取汁 300mL，分早、晚两次顿服。

二诊时间：2019 年 7 月 1 日。

患者服药后不适症状均有所改善，自诉偶有头晕、心悸。初诊方加夏枯草 15g，淡竹叶 10g，5 剂。

三诊时间：2019 年 7 月 7 日。

患者头晕、心悸症状消失，复查尿常规示尿蛋白（－），潜血（－）。改服初诊方，10 剂。

四诊时间：2019 年 7 月 20 日。

患者双下肢水肿明显减轻，乏力及腰膝酸软症状也较来诊前明显改善，复查尿微量白蛋白未见异常。继续使用初诊方治疗。

1 年后随访，患者多次复查尿常规均未见异常，嘱患者服金水宝片以巩固疗效。

【按语】

患者肾性蛋白尿脾肾两虚证辨证明确，临床治疗时应围绕其病机选择用药，处方中的黄芪、麸炒白术、防风均为补益脾肾之品，同时有利尿消肿的效果；山药、山茱萸、莲须益精固髓，可减少蛋白精微物质外泄；萹蓄、瞿麦、土茯苓利尿消肿，健脾除湿；桑寄生补筋骨，强腰肾，同时还有控制血压的效果；泽兰化瘀利水；天麻、钩藤清热，平肝息风。诸药合用，可获补肾健脾、利尿消肿之效。处方与临证相符，因此疗效确切。

四、小结

杨泽华认为，脾肾两虚是肾性蛋白尿的根本病机，临床治疗应从整体出发，根据患者的临床表现辨证用药，注重扶正固本，根据患者标实证的不同酌情予以祛风、除湿、清热、解毒、化瘀等治疗，治疗宗旨为调理脏腑功能，顾护正气，提高免疫力，扶正祛邪，攻补兼备。

第十四节　痛风的诊治体会

痛风是体内尿酸盐沉积形成结晶，对关节、软骨、肾脏等组织和器官造成损伤的一种嘌呤代谢失常类疾病，具有反复发作、久病难愈的临床特点，根据其发病原因一般可分为尿酸生成过多和代谢障碍两种类型，患者的血尿酸多高于正常值。痛风引发关节炎时，首次发病一般见于足部第1跖趾关节，也见于膝关节、掌指关节及踝关节等。发作时，局部关节会剧烈疼痛、肿大，皮色偏红，皮温略高于周围组织，常在夜间发作，经常会让患者在疼痛中醒来。高嘌呤饮食是该病最常见的诱因，情志不畅、劳累过度、关节陈旧性病变、手术史、感染史等也与该病的发病有一定相关性。患者多为急性起病，体温可达38～39℃，伴关节剧烈疼痛，部分患者也兼见头痛、体倦乏力、食欲减退等症状，通常需要1～2周症状才会缓慢改善，关节红肿和疼痛程度减轻，直至关节功能恢复，皮色及体温恢复正常。痛风发作频次因人而异，有些数月、数年发作一次，有些甚至终身只发作一次，但更多患者表现为一年发作一次或多次。

中医学没有痛风这一病名，但根据其临床症状和发展规律，可将其归于"痹证"范畴。杨泽华指出，痛风的中医治疗仍以辨证论治为根本。杨泽华根据多年的临床观察，认为痛风急性发作期的治疗应以祛邪为主，湿浊偏盛者化湿祛浊，热盛者清热解毒，风寒偏盛者祛风散寒，瘀血阻络者活血化瘀、通络止痛，代表方剂包括四妙丸、白虎加桂枝汤、宣痹汤、当归拈痛汤等。热偏盛者，可加黄柏、黄芩、忍冬藤等。痛风缓解期的治疗应注意扶正祛邪，常用方剂为独活寄生汤等，若关节僵硬、畸形，可加蜈蚣、鸡血藤、络石藤、桃仁、红花等活血化瘀通络之品。如患者仅表现为尿酸高于正常值，未见其他典型临床表现，多证属脾肾不足，兼湿浊内生，治疗时以益气补肾健脾、化湿利浊为主。

对于痛风，杨泽华特别重视预防，认为预防比治疗更重要，饮食调养更是如此。杨泽华每次遣方用药时，均提醒患者避免劳累过度，保持乐观心态和愉悦心情；着装要得体，鞋子一定要宽松舒适，不宜过紧，材质不宜过硬，以防弄伤关节；平时要适当多喝水，以促进尿酸排泄，注意戒酒，尤其不能在空腹时大量饮酒，注意规律饮食，限制海产品、动物内脏、香菇、花生等的摄入，坚持低盐、低脂、低嘌呤饮食，适当增加新鲜蔬菜、水果、大米、鸡蛋、牛奶及乳制品的摄入；适当运动，预防肥胖。

第十五节　糖尿病性周围神经病的诊治体会

糖尿病日久会出现各种并发症，而周围神经病变是临床上较常见的一种，患者常出现四肢末端对称性疼痛或感觉异常，表现为刺痛、麻木、发凉。糖尿病引发周围神经病变的具体机制目前还没有共识，研究者多认为与糖尿病引发微血管病变、神经生长因子水平下降有关，部分学者也认为与遗传因素有一定关系。

与糖尿病肾病不同，周围神经病变的发展被认为与糖尿病病程和血糖控制水平没有明显相关性，许多患者早期就会出现周围神经病变，甚至是有神经病变后才发现血糖升高，更有部分糖尿病患者终身都未出现糖尿病性周围神经病。

尽管周围神经病变与糖尿病病程及血糖控制情况未见明显相关性，但临床治疗仍主张优先控制血糖、调节脂类代谢，同时给予营养神经、改善循环等治疗。近年来，中医药治疗糖尿病性周围神经病的研究和报道颇多，中医药也被证实对周围神经的改善效果显著。

中医学里没有糖尿病性周围神经病这一病名，但根据疾病的发生发展规律和所处阶段的不同，可将其归为消渴病继发的痹证、厥证、痿证等范畴。中医古籍中对相关临床症状的描述翔实，比如李东垣的《兰室秘藏》中就有对消渴病患者上下齿麻木、舌根僵硬肿痛等表现的描述，现代医家也认为消渴病后期患者气阴两虚，气虚不能行血，血脉瘀滞，无以滋养四肢，则会出现刺痛、麻木、发凉等一系列临床症状。

对于糖尿病性周围神经病的治疗，杨泽华认为应注重辨别本虚和标实的关系。针对本虚治疗时要辨明阴阳、气血，针对标实治疗时要分清痰湿、瘀血、寒热等。患者起病缓慢，以虚为主，可给予肾气丸，起病急则应用四逆汤之类；患者体内寒邪偏盛，血脉凝滞，形寒肢冷，可应用麻黄细辛附子汤；患者有瘀血症状时，可给予丹参、桃仁、红花等，如果瘀血偏重，可酌情选择桃核承气汤；患者阴虚，可选择经典方剂六味地黄丸，若虚热明显，可酌情使用白虎加人参汤；患者水湿偏重，可应用五苓散，有明显湿热时，可予以猪苓汤加减；患者血虚，可加用四物汤、八珍汤。不过，临证时上述本虚与标实证常相互夹杂，相互影响，因此应根据具体情况进行辨证治疗。

第十六节　汗证的诊治经验

汗证泛指不正常汗出的表现，历代医家对汗证的发生机制和预后均有相关描述，以《黄帝内经》为例，书中指出汗液是体内津液的组成部分，并指出津血同源，汗液与血液能够相互转化，即血汗同源，因此当患者有血虚症状时，临床上多不采用汗法治疗，还提到汗液与所处环境的气候及穿着等有关。根据出汗时间的不同可将汗证可分为自汗与盗汗两种，朱丹溪认为前者指非睡眠状态下患者汗出明显增多，一般与气虚、血虚、阳虚有关，后者多为夜间入睡后汗出过多，一般与血虚、阴虚有关。

中医学认为，汗为心之液，由精气化生，不宜过度排出。杨泽华认为，在除外各类引发汗出过多的生理因素的基础上，汗证的常见病机可分为以下5个方面：①肺气亏虚，先天不足，久病体虚，或病久肺气消耗，肺主皮毛，肺卫不足，腠理开泄，可引发自汗；②体内阴阳失衡，阴阳各自偏盛或偏衰，或素体亏虚的患者感受外邪，导致营卫失调，肺卫不固，引发汗出增多；③思虑过度损伤心血，脾气亏虚，或血虚无以濡养，都会诱发心血亏虚，而汗为心之液，心血不足，汗液失于统摄，排泄过多，可引发汗证；④津液亏虚，阴虚阳亢，或劳累过度，耗伤精血，或感受阳邪、燥邪，伤津过度，导致阴虚，津液受扰无法自藏，引发自汗或盗汗；⑤情志不遂，气机阻滞，肝阳上亢，或患者平素饮食不节制，或属于湿热体质，肝火内生，邪热郁蒸，引发汗证。

第十七节　虫类药的应用

虫类药是动物类中药的重要组成部分。清代唐容川在其所著的《本草问答》中提到动物类中药的攻利效果较植物类中药更好，这与动物能行且具有攻性的本性有关，突出了虫类药善行走窜的特点。脑血管疾病迁延反复，久病难愈，很多都是疑难顽症，患者多有风、痰、瘀相互作用的表现。杨泽华在临床上治疗脑血管疾病时常适当添加虫类药，如蜈蚣、全蝎、僵蚕、地龙等，每每可收事半功倍之效。

一、虫类药的功效

杨泽华认为，虫类药治疗脑血管疾病主要起到活血化瘀、息风定惊、通经止痛的作用。

1. 活血化瘀

多数虫类药具有良好的化瘀止血功效，能消瘀活血通脉，对气滞血瘀引发的各类病证均有良好疗效。脑血管疾病多见于老年人群，病程长，迁延反复，因此常伴有瘀血阻络的情况，临床治疗时常应用化瘀涤痰之虫类药，如地龙、土鳖虫等，一来能够利用其辛散、透散之性消瘀血，化痰浊，二来虫类药多善于攻窜游走，能够活血通脉，有助于促进脑血管微循环，提高血液灌注量，改善神经功能，可谓推陈致新。现代研究指出，地龙、水蛭等药物中的部分有效成分具有显著的扩血管、调血脂作用，能参与凝血过程，降低血液黏稠度，预防血栓形成，还有改善脑神经功能的效果。治疗脑血管疾病，如脑出血、脑梗死等，于辨治时酌加虫类药，每获良效。

2. 息风定惊

虫类药能够清肝潜阳、息风止痉，对脑血管疾病之风痰阻络证有显著疗效。全蝎、蜈蚣息风止痉，对中风后肢体偏瘫、活动不利、不自主震颤、麻木，以及口眼㖞斜等有良好的治疗效果，如果应用其他方剂后治疗不改善，加用此类药物多有收获。张锡纯曾评价蜈蚣具有较强的走窜之力，不论是对脏腑还是对经络，但凡是有气血凝滞的病症，均可将其疏通开来。治疗脑病高热而见风动抽搐、肢体强痉的患者时，除辨证用药外加用全蝎、蜈蚣、僵蚕等，临床疗效颇佳。

3. 通经止痛

虫类药还能够通经活络，缓解疼痛症状，所谓不通则痛，虫类药善行走窜，有搜剔脉络、化瘀活血的作用，能够缓解疼痛不适的症状。杨泽华善用蜈蚣、全蝎、僵蚕、地龙、水蛭等虫类药治疗一些顽固性疼痛病症，如神经性头痛、肩周围关节炎、膝关节炎、风湿顽痹等，常获良效。

二、虫类药的临床应用

1. 中风

本病病机以风、火、痰、瘀、虚为主，其中瘀血是引发中风的主要因素，同时也是产生的主要病理产物之一。应用虫类药可以改善中风后出现的各种症状，杨泽华临证时多针对疾病的不同分期选择对应的配伍方法。

（1）先兆期

中风早期患者常出现头晕、头痛、手足发麻、口角㖞斜、流涎等临床症状。明代医家张三锡在其著作《医学六要》中提到中风的患者一般都有先兆，中年人如出现手指发麻、手足乏力、肌肉微微抽动等症状，则近3年内出现中风的概率就会很高。杨泽华指出，中风先兆的产生其实与中风的发病机制相通，只不过二者的严重程度有所不同，对中风先兆的治疗仍以活血化瘀为主，配合平肝息风，避免肝阳上亢，诱发中风。杨泽华常用自拟中风Ⅲ号合剂以平肝泻火、息风潜阳，方中使用水蛭5g，增强平肝息风、活血通络之效。

（2）急性期

中风急性期多见半身不遂，肌肤不仁，口眼㖞斜，言语謇涩或不语头晕目眩，痰多，腹胀，便秘，辨证多属风痰阻络或痰热腑实，杨泽华多用息风化痰、活血通络之中风Ⅰ号合剂治疗风痰阻络证，用清热化痰、通腑泄浊之中风Ⅱ号合剂治疗痰热腑实证，两方的药物组成中均有水蛭。水蛭性平，具有化瘀活血又不损伤新血的特点。现代药理学研究指出，水蛭的有效成分中包含水蛭素，其作用于凝血因子，能够延缓血液凝结，还包含组胺类似物质，能够扩张血管，有效降低血液黏稠度，并改善血管痉挛，起到活血化瘀的作用。

（3）后遗症期

中风后期多见半身不遂，肌肤不仁，口眼㖞斜，言语謇涩或不语，面色无华，气短乏力，口角流涎，自汗，心悸，大便溏，手足或偏身肿胀，舌质暗淡或有瘀斑，苔薄白或腻，脉沉细、细缓或细弦，多属气虚血瘀证。血为气之母，气为血之帅，二者相互为用。王清任在《医林改错》中指出，元气如有亏虚，则不能到达血脉，血脉缺乏元气的推动，则血液停留，久之成瘀。可见，益气活血治疗既能针对气虚治其本，又能推动血液运行、提高化瘀能力治其标。杨泽华自拟中风Ⅴ号合剂以益气扶正、活血化瘀。本方在补阳还五汤的基础上加入虫类药水蛭10g，全蝎10g，地龙30g。地龙性偏寒，味咸，可入肝、肺、肾三经，能泄浊化瘀通络、清热止痉。全蝎味辛，性偏平和，有毒性，能入肝经，擅长平肝息风止痉、解毒散结、通络止痛。现代药理学研究指出，全蝎提取液能通过抑制血小板聚集而达到预防血栓的效果。

2. 头痛

头痛是神经内科的常见病、多发病，六淫邪气上扰清明，遏制清阳，或者痰浊血瘀闭塞经络，可引发头痛。治疗时应以祛风活络、化瘀止痛为主，对于顽固性头痛，治疗时可适当配伍虫类药，以增强祛风通络、化瘀止血的效果。杨泽华临证时常以自拟方治疗头痛，处方中包含全蝎、僵蚕、川芎、蜈蚣、白芷、天麻、钩藤、丹参、红花等，其中全蝎、僵蚕、蜈蚣为虫类药，全蝎、蜈蚣有较强的化瘀活血、祛风通络的效果，可有效改善头痛不适，僵蚕味辛、咸，性平，入肺、肝经，功善祛风化痰、散结通络，为祛风化痰、温通血脉之要药。

3. 面瘫

面瘫多由外风引发，外邪侵扰面部经络，可导致面部经络郁阻，经筋收缩乏力，进而出现口角㖞斜、面容僵硬等临床症状，但患者不会合并肢体偏瘫。杨泽华治疗面瘫时，常以牵正散为基础，加用祛风通络、活血化瘀之药，如红花、桃仁、防风、羌活、葛根等。牵正散由全蝎、僵蚕、白附子构成，前两味药均擅长祛风通络，有助于面瘫的恢复。

4. 智能障碍

智能障碍的病机主要包含肾阴不足、髓海空虚、脑失于濡养、瘀血阻滞、痰浊闭阻、气机不运等，是虚实夹杂的病症，临床症状复杂，预后欠佳。杨泽华治疗智能障碍重在扶正祛邪，在此基础上，或填精益髓，或化瘀通络，或涤痰化浊，或益智通窍，常在使用补肾药的同时添加地龙、水蛭、蜈蚣等药物，以清除脑内沉积的瘀血和痰浊，同时借助虫类药攻冲走窜、调畅脉络的特性促进脑功能的恢复。

5. 痫证

痫证的主要病机为顽痰闭阻心窍，肝经风火内动，病理因素以痰为主，痰瘀内阻，蒙蔽清窍，发为痫证，因此杨泽华临证时常以治痰瘀为首，强调化湿健脾，祛风通络，止痉安神，常用蜈蚣、全蝎息风通络止痉。蜈蚣入肝经，有息风止痉、攻毒散结的功效，常与全蝎同用，全蝎主入肝经，用于治疗各种原因引起的惊风、痉挛抽搐，现代药理学研究也证实了蜈蚣、全蝎均有抗惊厥及抗癫痫的作用。

杨泽华在治疗脑系病时善用虫类药，并酌加顾护脾胃之品。虫类药是血肉有情之品，擅长走窜逐瘀，实为祛风通络、化瘀止血之良药，具有草木之品不具备的功效，用来治疗风痰瘀阻类顽固性疾病常有良效。脑血管疾病多迁延反复，久治不愈，且有风、痰、瘀等因素从中作祟，因此辨证治疗时应合理使用虫类药，以提高临床疗效。此外，治疗中风患者时，应注重对脾胃功能的调养，脾胃是气血生化的源头，因虫类药多活血力强，有碍脾胃运化之功，故杨泽华在使用虫类药时常联合补益脾胃的药物，比如白术、苍术、茯苓、砂仁等，以调养脾胃。需要注意的是，有些虫类药有小毒，且药性多辛温或咸寒，其中全蝎、蜈蚣温燥易伤津，所以应用时当注意配伍滋阴之品，比如麦冬、生地黄、白芍等；水蛭、地龙功擅化瘀止血，使用时应注意配伍一些温养气血的药物，比如桂枝、当归等，以缓其峻烈之性。

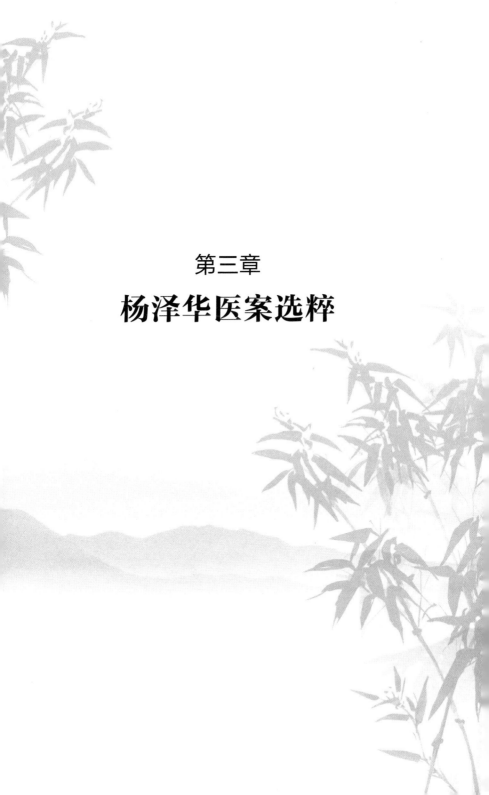

第三章

杨泽华医案选粹

第一节　中　风

医案 1：唐某，女，65 岁。

初诊时间：2019 年 11 月 10 日。

主诉：左侧肢体活动欠灵活、口㖞、语謇 3 个月。

现病史：该患于 3 个月前晨起后在公园遛弯时突发昏仆，呼之不应，随之周围群众拨打 120 将其送至外院急诊，诊断为脑出血。经治疗，患者神志改善，遗留左侧肢体活动欠灵活，口㖞，言语不利，口服补阳还五汤加减治疗 2 月余，未见明显改善，为求进一步治疗来诊。现患者面色潮红，口眼㖞斜，言语不利，肢体活动不利，需拄拐方可缓慢行走，头晕头胀，周身无力，口干，食欲减退，夜眠差。

既往史：高血压病史 10 余年，未系统用药，血压控制不佳。

过敏史：无。

查体：血压 180/100mmHg，神志清楚，言语不利，左侧上、下肢肌力 4⁻ 级，左侧肢体病理反射可引出。舌红，苔薄，脉弦细。

辅助检查：头部 CT 示右侧脑出血。

中医诊断：中风 – 中经络。

中医辨证：阴虚阳亢，瘀阻脉络。

西医诊断：脑出血。

治法：养阴平肝，化瘀通络。

方药：天麻 10g，钩藤 15g（后下），枸杞子 20g，盐杜仲

15g，白芍 15g，槲寄生 12g，酸枣仁 10g，僵蚕 10g，丹参 15g，水蛭 10g，首乌藤 30g，石决明 30g（先煎），牛膝 12g。7 剂，水煎取汁 200mL，分早、晚两次口服。

二诊时间：2019 年 11 月 18 日。

患者自诉服药 7 剂后头晕及胀痛不适较前改善，肢体僵硬较前缓解。初诊方去石决明，加浮小麦 30g，石斛 15g，30 剂。

1 个月后随访，患者服药后言语不利较前改善，能独立缓慢行走，生活质量显著提高，一般状态稳定。

【按语】

中风后患者表现出肢体活动不利，一般与气虚血瘀、经络痹阻有关，应用补阳还五汤治疗多可取得满意效果，而本案患者服用后无明显改善。经过仔细辨证，杨泽华认为本案当属阴虚阳亢、瘀阻脉络证，给予天麻钩藤饮加减，其中方中使用的丹参、水蛭、僵蚕等药物能活血化瘀，通络止痛，辨证合理，故收效。

医案 2：蔡某，男，68 岁。

初诊时间：2020 年 3 月 15 日。

主诉：左侧肢体活动不利、口喝、语謇 3 天。

现病史：该患 3 天前突发左侧肢体活动不利，未在意，但症状持续加重，为求中医治疗来诊。现症见左侧肢体活动不利，伴麻木、肿胀，周身乏力，头晕目眩，易怒。

既往史：既往体健。

过敏史：无。

查体：血压 160/90mmHg，胸廓对称无畸形，心肺听诊区未闻及病理性杂音，腹软，无压痛、反跳痛及肌紧张。面色赤红，舌红，苔黄，脉滑数。

辅助检查：头 CT 示右侧基底节多发脑梗死。

中医诊断：中风 – 中经络。

中医辨证：风痰阻络。

西医诊断：脑梗死。

治法：化痰息风，活血通络。

处方：橘红 15g，厚朴 15g，生地黄 15g，浙贝母 15g，远志 15g，钩藤 30g（后下），石菖蒲 15g，蒲公英 30g，陈皮 15g，天麻 15g，姜半夏 15g，栀子 15g，枳实 15g，竹茹 15g。7 剂，日 1 剂，水煎温服。

二诊时间：2020 年 3 月 22 日。

患者自觉肢体麻木、周身乏力较前明显缓解，头晕目眩及口吐痰涎明显改善。继服初诊方，7 剂，注意观察病情变化。

三诊时间：2020 年 3 月 30 日。

患者不适症状均显著缓解。继服初诊方，30 剂。

1 个月后随访，患者病情稳定。

【按语】

风痰阻络是中风的常见证型，风痰也被认为是中风的重要病理因素。风痰阻络日久可导致痰瘀互结，痰与瘀可相互转化，共同作用，治疗上须注意：①痰瘀同治，若只治痰或瘀，难以根治；②痰瘀互治，痰浊阻滞血脉而成瘀，因此治痰能化瘀，反之瘀血阻滞，气血运行不畅，也阻碍水液代谢，聚而成痰，因此化瘀可治痰。痰瘀致病迁延难愈，因此治疗时可在化痰祛瘀的同时益气行血。考虑到针对痰瘀的治疗可能对阳气造成损伤，临床治疗时常攻补兼施或先攻后补。

医案 3：唐某，女，65 岁。

初诊时间：2019 年 11 月 10 日。

主诉：左侧肢体活动不利、口㖞、语謇 2 天。

现病史：患者 2 天前无诱因突发左侧肢体活动不利、麻木，口㖞，言语不利，伴眩晕耳鸣、烦躁失眠、手足心热，就诊于外院，诊断为腔隙性脑梗死。现患者左侧肢体活动不利、麻木，口㖞，言语不利。

既往史：高血压病史 10 多年，平素口服硝苯地平控释片降压，血压控制可。

过敏史：无。

体格检查：血压 140/80mmHg。形体消瘦，舌红绛，苔少，脉弦细数。

辅助检查：头部 CT 提示腔隙性脑梗死。

中医诊断：中风 – 中经络。

中医辨证：肝肾不足，阴虚风动。

西医诊断：腔隙性脑梗死。

治法：滋养肝肾，潜阳息风。

处方：天冬 15g，牡蛎 15g（先煎），牛膝 30g，玄参 15g，白芍 15g，麦芽 10g，龙骨 30g（先煎），川楝子 6g，茵陈 6g，桃仁 15g，红花 15g。10 剂，每天 1 剂，水煎服。

二诊时间：2019 年 11 月 21 日。

患者肢体麻木好转，言语正常，生活基本能够自理。继服初诊方，10 剂。

【按语】

杨泽华认为，本案患者年龄偏大，肝肾不足，阴虚风动，痰浊、瘀血、风火等病理产物内生，造成阴阳失衡、气血运行不畅，冲逆犯上，发为中风。治病求本，平衡阴阳。阴阳平衡是人体健康的根本，即所谓阴平阳秘，精神乃治，阴阳离决，精气乃绝。阴阳任一方出现过盛或过衰的情况，都会对另外一方造成影响，打破阴阳平衡。杨泽华强调，扶正祛邪、通补兼顾治法应贯穿中风病治疗的始终，不能单独看待正虚、标实，要注意正邪消长的演变规律，治疗时要做到通中寓补，补中有通，辨证论治，治病求本，使人体阴阳平衡。

医案 4：张某，男，75 岁。

初诊时间：2020 年 4 月 20 日。

主诉：右半身不遂、口眼㖞斜、语謇 3 年。

现病史：患者 3 年前某日晨起时突然右半身不遂，肢体麻木，口眼㖞斜，言语含糊不清，口流涎，在我院诊断为脑梗死，经治疗好转出院。现患者仍右半身不遂，肢体麻木，口眼㖞斜，自汗，胸闷气短，心悸，双下肢浮肿，大便不成形，频次增多。

既往史：高血压病史 3 年，血压最高 180/100mmHg，现口服替米沙坦片降压，血压控制不佳。

过敏史：无。

查体：（口服降压药后）血压 140/80mmHg。神清，右半身不遂，口眼㖞斜，言语含糊不清。舌暗，苔白微腻，脉沉而细。

辅助检查：头部 CT 提示陈旧性脑梗死。

中医诊断：中风 – 中经络。

中医辨证：气虚血瘀。

西医诊断：脑梗死后遗症。

治法：补气活血通络。

方药：当归 30g，川芎 15g，黄芪 30g，丹参 20g，赤芍

10g，水蛭 10g，甘草 10g，山药 30g，红花 15g，牛膝 15g，地龙 15g，桃仁 15g，鸡血藤 15g。15 剂，日 1 剂，水煎服。

二诊时间：2020 年 5 月 5 日。

患者生活基本能够自理，言语较前流利，肢体活动较前灵活。

【按语】

中风病恢复期多与气虚血瘀、痰瘀互结有关，因此临证时多应用活血化瘀、祛瘀化痰类中药方剂。当然，中风病恢复期虽然以上述两种证型为主，但也有许多患者兼有阴虚阳亢之候，治疗时不能偏而概之，比如对于肢体僵硬、活动不利、舌红脉数的患者，多考虑风痰阻络，治疗时应予以搜风化痰之品。总而言之，中风病恢复期应注意辨气血和阴阳，应将中药内服与针刺、按摩、功能康复等治疗方法相结合。

医案 5：赵某，男，75 岁。

初诊时间：2020 年 8 月 20 日。

主诉：昏迷、右侧肢体瘫痪 3 小时。

现病史：患者 3 小时前晨起突然昏倒在地，当时家中无人，家人赶到时，发现患者已意识不清，小便失禁，右侧肢体瘫痪，平素大便干结。

既往史：高血压病史 3 年，血压最高 180/100mmHg，口服硝苯地平缓释片降压，血压控制尚可。

过敏史：无。

查体：（服降压药后）血压 140/80mmHg。面色潮红，口中有异味。舌苔黄厚腻，脉滑数。

辅助检查：头部 CT 提示左侧大面积脑梗死。

中医诊断：中风－中脏腑。

中医辨证：痰热上扰，蒙蔽清窍。

西医诊断：急性脑梗死。

治法：化痰开窍，通腑泄热。

方药：生大黄12g，芒硝10g，枳实10g，厚朴10g，苦杏仁15g，瓜蒌15g，丹参20g，胆南星15g。7剂，水煎取汁500mL，早、晚各1次灌肠。

二诊时间：2020年8月27日。

患者治疗1周后，神志明显转清，大便每日1～2次。停止中药灌肠治疗。

【按语】

本案患者病情凶险，四诊合参结合辅助检查，考虑痰热上扰，蒙蔽清窍，治疗时应注意化痰开窍，通腑泄热。中风急性期应进行科学处置，先治标实，才能为后续的辨证论治赢得时机。处方中苦杏仁、瓜蒌能够润肠通便，兼顾舒缓肺气，生大黄泄热通便，化瘀破积，与芒硝、厚朴、枳实配伍能进一步提高泻下之力。现代药理学研究指出，枳实能够刺激胃肠神经，提高胃肠蠕动能力，帮助消化。丹参能够活血化瘀，凉血除烦，擅长清血分之热。胆南星清热化痰。上述各药相互配合，能够化痰开窍，通腑泄热。总体而言，中风急性期给予能通腑泻下的灌肠治疗，可通利大便、调畅气血运行、调理肺气，临床疗效明显。

医案6：江某，男，64岁。

初诊：2020年4月3日。

主诉：智能障碍2年，加重1个月。

现病史：患者 2 年前中风后出现智能障碍，表情呆滞，反应迟钝，于当地医院住院治疗，效果不佳，出院后遗留健忘、反应迟钝。1 个月前患者上述症状加重，为求中医治疗来诊。现患者智能障碍，口中涎沫多，纳呆，二便可。

既往史：2 型糖尿病病史 7 年，未应用口服药或胰岛素治疗。脑梗死病史 9 年。

个人史：平素嗜食肥甘厚腻，饮酒史 20 余年，每日饮酒约 2 两，否认吸烟史。

家族史：否认家族遗传病史。

查体：血压 150/80mmHg。表情呆滞，寡言少语，智力、记忆力、计算力、定向力、理解力均下降，四肢肌力 5 级，双侧巴宾斯基征阴性，双侧掌颌反射阳性。舌体胖，舌质紫暗，苔白腻，脉弦滑。

辅助检查：头颅 CT 提示多发性脑梗死，脑白质脱髓鞘，脑萎缩。

中医诊断：中风后智能障碍。

中医辨证：痰浊蒙窍。

西医诊断：血管性智能障碍。

治法：豁痰开窍，健脾益智。

方药：涤痰汤加减。远志 20g，石菖蒲 20g，人参 15g，柴胡 10g，茯苓 20g，胆南星 15g，陈皮 15g，半夏 15g，甘草 10g，枳实 10g，竹茹 15g，川芎 15g。10 剂，日 1 剂，水煎服。

二诊时间：2020 年 4 月 13 日。

患者服药 10 剂后诸症好转。舌质暗，苔白。继服初诊方，10 剂。

三诊时间：2020 年 4 月 24 日。

患者服药 10 剂后神志大有改善，精神萎靡，表情灵活，饮食及睡眠尚可，大小便无异常。舌质淡，苔白腻。效不更方，10 剂。

四诊时间：2020 年 5 月 8 日。

患者服药 10 剂后诸症明显改善，神志清，精神可，纳眠、二便均调。舌质淡红，苔薄白，脉滑。继服初诊方，10 剂。

随访 1 年，患者病情稳定。

【按语】

智能障碍是临床常见的情志疾病，一般与年龄、情志等因素显著相关，常由髓海亏虚、神机失灵引发，临床多表现为表情淡漠，以及记忆力、计算力下降等。早期轻症患者可见懒言少语，反应能力下降，记忆力下降，后期可出现表情淡漠，对身边的人或者事不关心，整日不语，大小便失常，不能正常生活。

患者 2 年前中风后出现智能障碍，平素嗜食肥甘厚腻，有饮酒史多年，脾虚痰浊内生，上蒙清窍，导致表情呆滞，寡言少语，思路不清，给予涤痰汤加减以豁痰开窍、健脾益智。方中人参、茯苓、甘草益气健脾；陈皮、半夏、胆南星健脾化痰除湿；川芎活血行气；柴胡疏肝理气；竹茹化痰开郁；枳实破痰下气；远志、石菖蒲开窍醒脑。诸药合用，可使痰消、郁解、神清。临床上涤痰汤常被用于治疗痰浊引发的中风，常见表现有舌体强直、无法言语等，杨泽华巧用此方加减治疗智能障碍、健忘、郁证等，疗效显著。杨泽华重视患者的日常调摄，常嘱患者家属鼓励患者多运动，并进行一些简单的计算、书写、朗读练习，多与人沟通，使患者的病情得到进一步控制。

医案 7：徐某，男，76 岁。

初诊时间：2020 年 12 月 7 日。

主诉：中风后反应迟钝、记忆力显著下降 4 个月。

现病史：患者 4 个月前因肢体无力、舌强、反应迟钝、健忘来我院就诊，诊断为中风病，住院治疗后患者肢体无力、舌强症状缓解，但仍反应迟钝，健忘，出院后症状仍无改善，为求进一步治疗来诊。现症见反应迟钝，记忆力下降，神疲乏力，反复头部刺痛不适，夜间加重，夜寐差，纳呆，大小便尚可。

既往史：脑梗死病史 10 年，否认糖尿病、高血压、高脂血症等病史，否认外伤、手术及输血史。

个人史：饮酒史 30 余年，每日饮酒约 2 两，吸烟史 30 余年，每日吸烟 1 包。

家族史：否认家族遗传病史。

查体：血压 120/80mmHg。神情淡漠，记忆力、定向力下降，四肢肌力 5 级，双侧巴宾斯基征阴性，双侧掌颌反射阳性。舌体胖大，舌质紫暗，苔白腻，脉弦滑微数。

辅助检查：头颅 CT 提示多发性脑梗死，脑白质脱髓鞘，脑萎缩。

中医诊断：中风后智能障碍。

中医辨证：气虚痰瘀。

西医诊断：血管性智能障碍。

治法：益气除痰，活血通络。

方药：四君子汤合温胆汤加减。竹茹 15g，枳壳 10g，橘红 15g，法半夏 15g，白术 20g，茯苓 15g，泽泻 10g，厚朴 10g，白芍 15g，甘草 10g，丹参 20g，党参 20g，川芎 15g，红花 20g，牛膝 20g，红景天 15g。7 剂，水煎服。

二诊时间：2020 年 12 月 14 日。

患者记忆力较来诊前有所提高，反应迟钝改善，睡眠较前好转，胃纳增加，头痛减轻，时头晕。舌体胖大，舌质淡，苔白而腻，脉滑数。继服初诊方，14 剂。

三诊时间：2020 年 12 月 28 日。

患者记忆力好转，近事偶有遗忘，反应迟钝减轻，时有头痛。舌体胖大，舌质仍紫暗，舌尖有瘀点，苔白腻，脉弦而数。二诊方去白芍、丹参、厚朴，加胆南星 10g，赤芍 15g，三棱 10g，莪术 10g，远志 15g，石菖蒲 20g，黄芪 20g，14 剂。

四诊时间：2021 年 1 月 11 日。

患者记忆力明显提高，反应迟钝明显改善，头痛消失。继服三诊方，14 剂。

1 个月后随访，患者病情稳定。

【按语】

中风病久则耗气，气虚可引发痰阻、血瘀，影响肾精的化生和封藏，导致肾精亏虚，脑失所养，神明失司，发为智能障碍。脾胃为后天之本，气血生化之源，脾气充盈则气血生化有源，痰浊、瘀血祛除则血脉通畅。本案患者初次就诊时辨证属气虚痰瘀，治以益气除痰、活血通络，方用四君子汤合温胆汤加减。患者第三次就诊时可见舌尖有瘀点，考虑瘀血加重，去丹参、厚朴，将白芍改为赤芍增强化瘀效果，同时加入三棱、莪术破瘀血，通脉络，远志、石菖蒲安神开窍，胆南星化痰开窍，并用黄芪益气健脾，避免因活血药物太多而耗伤正气，对脾胃功能造成影响。处方配伍缜密，疗效满意。

医案 8：陈某，男，86 岁。

初诊：2020 年 3 月 13 日。

主诉：神情呆滞、表情淡漠、反应迟钝 1 年。

现病史：患者 1 年前因患中风出现神情呆滞，表情淡漠，反应迟钝，经多方治疗，效果不佳，且症状渐加重，遂来诊。现患者神情呆滞，表情淡漠，反应迟钝，健忘，周身疲倦，纳呆，口涎多，二便自遗。

既往史：高血压 3 级病史 30 余年，血压最高达 180/100mmHg，平素口服苯磺酸氨氯地平片降压治疗。糖尿病病史 15 年，平素口服二甲双胍片降糖治疗，血糖控制不佳。

过敏史：否认药物过敏史。

个人史：吸烟史 20 余年，每日 1 包，否认饮酒史。

家族史：否认家族遗传病史。

查体：血压 150/80mmHg。神情呆滞，表情淡漠，少言寡语，记忆力、理解力、定向力下降，四肢肌力略下降，双侧巴宾斯基征阳性。舌暗淡，苔白，脉细数。

辅助检查：头 CT 提示多发性脑梗死，脑萎缩。

中医诊断：中风后智能障碍。

中医辨证：气虚血瘀。

西医诊断：血管性智能障碍。

治法：益气活血，开窍通络。

方药：补阳还五汤加减。黄芪 60g，川芎 15g，石菖蒲 20g，远志 15g，赤芍 15g，红花 20g，丹参 30g，蒲黄 10g（包煎），桑螵蛸 20g，益智仁 20g，桃仁 10g，地龙 10g，当归 20g，水蛭 10g。14 剂，日 1 剂，水煎服。

二诊时间：2020 年 3 月 27 日。

患者言语较前清晰，记忆力改善，精神好转。初诊方加麦芽 15g，14 剂。

三诊时间：2020 年 4 月 10 日。

患者诸症改善，纳增，精神尚可。继服二诊方，14 剂。如有不适门诊随诊。

【按语】

杨泽华认为，治疗中风引发的智能障碍需要辨证论治，辨清标本虚实，不能妄补。张景岳也曾进行过相关论述，认为久病后可能伴随瘀血。如果不治瘀血，一补了之，会进一步加重气血郁滞，导致病情发展。所以，临床治疗时应注重化瘀通络，让气血运行通畅，脑络有所养。患者为老年男性，中风后血脉瘀阻，蒙蔽清窍，脑髓未能得到滋养，进而出现神情呆滞、记忆力下降等，治疗时应益气活血，开窍通络。处方中黄芪可升补阳气，扶正固本，益气行血通脉，是治疗气虚血瘀的首选药物。川芎为血中之气药，能活血祛风，上达脑部，是治疗脑血管疾病的要药，同黄芪配伍，活血的同时不伤正气，益气的同时不留邪气，共奏活血醒脑之效。石菖蒲、远志气味芳香，化痰开窍，可以醒脑清神，是治疗病邪蒙蔽清窍引发智能障碍的常用药物。杨泽华治疗智能障碍善用虫类药，方中水蛭入血分，长于逐瘀，破瘀不伤正，地龙活血化痰，可剔除脑窍之痰瘀，使脉络通畅，脑窍复开。在针对气虚血瘀辨治的基础上，加用行之有效的药对，往往可获佳效。

第二节 头 痛

医案 1：吴某，男，56 岁。

初诊时间：2021 年 3 月 12 日。

主诉：突发左侧头痛 2 天。

现病史：患者 2 天前情绪激动后出现左侧头部持续性疼痛，自诉头痛剧烈，有搏动感，于家中自行服用"去痛片"等药物后症状无改善，后到当地医院就诊，完善相关检查后诊断为血管性头痛，予以对症治疗后症状未见明显缓解，仍有剧烈头痛，为求进一步中医诊治来我院就诊。现症见左侧剧烈头痛，口苦，大便秘结，小便短少，色黄。

既往史：否认高血压、糖尿病、脑梗死病史。

个人史：平素急躁易怒，有烟酒嗜好 30 余年，每日吸烟约 20 支，饮白酒约 2 两。

家族史：否认家族遗传病史。

查体：神清，对答流利，面红，神经系统查体未见异常。舌苔黄腻，脉弦。

辅助检查：经颅多普勒超声提示椎基底动脉系统血液流速加快。头部磁共振未见异常。

中医诊断：头痛。

中医辨证：肝阳上亢。

西医诊断：血管性头痛。

治法：平肝潜阳，通腑泄热。

方药：天麻钩藤饮合当归龙荟丸加减。天麻 30g，钩藤

30g（后下），石决明 25g（先煎），牛膝 15g，炒白芍 15g，黄芩 10g，炒栀子 15g，菊花 10g，盐杜仲 20g，桑寄生 20g，益母草 25g，首乌藤 30g，当归 15g，龙胆草 6g，大黄 3g，甘草 3g。3 剂，日 1 剂，水煎服。

二诊时间：2021 年 3 月 15 日。

患者服初诊方 3 剂后，头痛症状明显减轻，无其他明显不适。效不更方，7 剂。

三诊时间：2021 年 3 月 22 日。

患者未再出现头痛发作，饮食及二便均正常。续服初诊方，7 剂。

【按语】

头痛在临床上属于常见病、多发病，严重的头痛会在很大程度上影响生活质量，导致患者不能学习及工作，给患者的生活带来极大的不便及痛苦。头痛的部位一般不固定，可发生在额部、颞部、枕部、颠顶，甚至全头疼痛。某些头痛是迁延难愈的。对于头痛，西医主要针对疼痛进行对症治疗，以止痛、缓解患者的痛苦症状为主，中医治疗头痛则强调治病求本，辨证论治。本案中患者因突然情绪激动而肝阳暴亢，肝火上炎，上扰清窍，出现头痛。患者头痛剧烈，自诉有搏动感，面红口苦，小便黄，舌苔黄腻，脉弦，辨证属肝阳上亢，选用天麻钩藤饮以平肝潜阳。患者热邪内蕴，大便秘结不通，加用通腑泄热的当归龙荟丸。

医案 2：董某，男，45 岁。

初诊：2020 年 8 月 24 日。

主诉：头痛反复发作 2 年，加重半个月。

现病史：患者 2 年前因工作压力较大、经常熬夜而出现头部胀痛不舒，病情不定，时轻时重，曾于当地医院就诊，完善相关检查后诊断为血管性头痛，患者未在意，只在头痛发作时自行服用止痛药（具体不详）2～3 片，头痛症状可有缓解。半个月前头痛症状加重，患者自行服用止痛药后效果欠佳，为求进一步中医治疗来诊。现症见头部反复疼痛，多数情况下为胀痛，时有跳痛，左侧头部一般较右侧痛甚，常伴有头晕，心烦，急躁易怒，失眠多梦，饮食正常，二便正常。

既往史：既往体健。

个人史：否认烟酒等不良嗜好。

家族史：否认家族遗传病史。

查体：血压 130/85mmHg，神经系统查体未见异常。舌红，苔薄黄，脉弦滑。

辅助检查：头部 CT 未见异常。

中医诊断：头痛。

中医辨证：肝阳上亢。

西医诊断：血管性头痛。

治法：平肝潜阳，理气除滞。

方药：桑菊饮加减。桑叶 15g，菊花 20g，薄荷 10g，连翘 15g，荷叶 10g，白芷 15g，黄芩 10g，藁本 10g，夏枯草 25g，白茅根 25g。7 剂，日 1 剂，水煎服。

二诊时间：2020 年 8 月 31 日。

患者自觉头痛发作时疼痛症状有所减轻，睡眠差，仍有失眠多梦，乏力。初诊方加首乌藤 25g，党参 15g，白术 15g，醋酸枣仁 25g，醋五味子 10g，7 剂。

三诊时间：2020 年 9 月 7 日。

患者近来头痛未发作，睡眠较前明显改善，夜寐可。舌淡红，苔薄白，脉弦。继服二诊方 7 剂以巩固治疗。

【按语】

诸风掉眩，皆属于肝。该患者因工作压力大及劳累而出现头痛，肝气不舒，肝阳上亢，上扰清窍，出现头部胀痛、头晕等症；肝气不畅，郁而化火，火热之邪上扰心神，故出现心烦易怒、失眠多梦等症。患者头痛，证属肝阳上亢，选用桑菊饮加减治疗。桑菊饮中桑叶、菊花、薄荷三味药都具有疏风清热的功效，桑叶与菊花还有清泻肺肝的作用，桑叶清疏之力较强，菊花平肝之力较强，桑叶与薄荷均能清利头目，但桑叶偏于凉血清热，疏风明目，有清肝的作用，而薄荷偏于入气分，有辛凉解毒和疏肝之效。黄芩可以清中焦之火，连翘、夏枯草可以泻火解毒，消肿散结，白茅根具有清热利湿的作用，可导邪从小便排出，白芷、藁本为引经药，可载诸药上行头部，荷叶具有升发阳气的作用，可使药性上行。二诊时患者仍有失眠多梦和乏力症状，故加入党参、白术健脾益气，缓解乏力症状，加入醋酸枣仁、醋五味子、首乌藤养心安神，促进睡眠。

医案 3：杜某，女，50 岁。

初诊：2021 年 6 月 9 日。

主诉：耳鸣 3 年，头痛伴颈部僵硬、疼痛 1 个月。

现病史：患者 3 年前出现耳鸣症状，于当地医院就诊，经检查诊断为神经性耳鸣，予以对症治疗，曾自行服用多种西药（具体不详），自觉症状稍缓解后未复查。患者于半个月前出现左侧头痛频繁发作，自觉胀痛明显，伴颈部僵硬、疼痛，自诉发作时伴有轰鸣声，眩晕，休息后可缓解，为求中医诊治来诊。

现症见耳鸣，头痛伴颈部僵硬、疼痛，自汗，饮食、睡眠正常，二便正常。

既往史：既往体健。

个人史：否认烟酒等不良嗜好。

家族史：否认家族遗传病史。

查体：血压 170/95mmHg。神经系统查体未见明显异常。舌质淡红，苔微黄，脉弦数。

辅助检查：头部 CT 平扫未见明显异常。

中医诊断：头痛。

中医辨证：肝阳上亢。

治法：疏肝理气，清上导下。

方药：桑菊饮合清肝汤加减。桑叶 25g，菊花 25g，薄荷 10g（后下），连翘 15g，葛根 20g，藁本 15g，白芷 10g，白茅根 25g，荷叶 15g，夏枯草 25g，生地黄 25g，黄芪 30g，磁石 30g（先煎）。7 剂，日 1 剂，水煎服。

二诊时间：2021 年 6 月 16 日。

患者服药 7 剂后，自觉后头痛，性质为胀痛，颈部僵硬、疼痛明显好转，仍自汗，近日入睡困难。血压 150/90mmHg。舌质淡红，苔黄，脉弦数。初诊方加牛蒡子 15g，牡蛎 30g（先煎），龙骨 30g（先煎），茯神 10g，7 剂。

三诊时间：2021 年 6 月 23 日。

患者头痛未发作，无颈部僵硬、疼痛，无眩晕、多汗，睡眠较前明显改善。嘱停药观察。

【按语】

头为诸阳之会，各阳经在头部交会。头部疾病在治疗时首选清轻之剂，意在取清轻之剂易达头部之效。桑叶、菊花、薄荷皆为清轻之剂，具有疏风清热、清肝明目的功效；白芷、藁本为引经药，可载诸药上行头部；夏枯草、连翘具有清肝火和消痈散结的功效；生地黄滋阴；黄芪补气；葛根具有解肌的作用，针对颈部僵硬疼痛的疗效明显；白茅根具有泄热之功，可导邪自小便而出；荷叶具有升发阳气的作用；磁石具有潜阳安神的功效。诸药合用，共奏清上导下之功。二诊时患者后头痛且血压偏高，选用入膀胱经的药物牛蒡子，取其清脑降压的作用。患者夜寐差，加龙骨、牡蛎平肝潜阳，敛阴止汗，助眠，加茯神健脾宁心安神。

医案 4：李某，男，65 岁。

初诊：2021 年 10 月 20 日。

主诉：头痛 1 年，加重 1 个月。

现病史：患者 1 年前情绪激动后出现头痛，疼痛部位为双侧太阳穴处，疼痛剧烈，伴失眠多梦，睡后易醒，醒后难再入睡。患者自行口服药物（具体不详）后逐渐好转。患者平素暴躁易怒，时有心慌，1 个月前生气后头痛加重，头胀、耳鸣、尿频数，伴腰膝酸软，小便不畅，大便秘结，自行服用"头痛宁胶囊"等药物后头痛症状未缓解，于外院行头部 CT 检查未见明显异常，为求中医治疗来诊。现症见头痛时有发作，疼痛部位为太阳穴处，疼痛剧烈，伴头晕，失眠多梦，睡后易醒，气短乏力，活动后明显，饮食少，口苦口黏，腰膝酸软，起夜频繁，小便黄，大便黏。

既往史：高血压病史多年。

个人史：否认吸烟、饮酒等不良嗜好。

家族史：否认家族遗传病史。

查体：神经系统查体未见明显异常。舌暗红，苔白腻，脉细。

辅助检查：头部 CT 未见明显异常。

中医诊断：头痛。

中医辨证：肝肾两虚，湿热下注。

西医诊断：偏头痛。

治法：滋阴补肾，清热利湿。

方药：六味地黄汤加减。生地黄 20g，党参 20g，山药 20g，山茱萸 20g，桑寄生 15g，丹参 30g，枸杞子 20g，菊花 15g，茯苓 15g，牡丹皮 15g，泽泻 15g，黄芪 25g，磁石 25g（先煎），石菖蒲 15g，炒栀子 15g，淡豆豉 10g。14 剂，日 1 剂，水煎服。

二诊时间：2021 年 11 月 3 日。

患者服药 14 剂后复诊，现头痛症状较前有所减轻，发作时太阳穴处疼痛不剧烈，头胀，睡眠差，仍有失眠多梦，睡后易醒，腰膝酸软，小便频，色黄，大便黏。舌暗红，苔薄白，脉细。初诊方加酸枣仁 20g，柏子仁 20g，知母 15g，黄柏 15g，灯心草 3g，酒大黄 3g，14 剂。

三诊时间：2021 年 11 月 17 日。

患者头痛发作次数减少，发作时太阳穴处疼痛明显减轻，头晕改善，睡眠时间较前延长，二便可，仍夜尿频繁，腰膝酸软。二诊方去磁石、石菖蒲、淡豆豉、炒栀子，加杜仲 20g，14 剂。

【按语】

西医学的偏头痛属于中医学"头痛"范畴。头痛的病因可大致分为两类：一为外感引起，二为内伤所致。该患者因情绪激动而影响肝脏功能，肝失疏泄，郁而化火，清窍受伤，脉络失养，导致头痛，证属肝肾两虚、湿热下注，治疗时采用六味地黄汤加减。六味地黄汤主治肝肾阴虚证，临床上常可见头晕目眩、腰膝酸软、耳鸣耳聋、盗汗遗精等症状。该方的特点是三补三泻，另外根据患者的临床表现加党参、炙黄芪增强补气功效；桑寄生补肝肾，强筋骨，治疗腰膝酸软；丹参活血化瘀，"一味丹参，功同四物"；枸杞子、菊花补肝清肝；磁石平肝潜阳；石菖蒲属开窍药，具有开窍、豁痰、理气、活血、散风、祛湿的功效；栀子清热泻火，凉血；淡豆豉清热除烦，与磁石、石菖蒲、炒栀子共用可平肝开窍，除烦泻火，治疗失眠多梦。二诊时患者仍有失眠多梦，睡后易醒，腰膝酸软，小便频，色黄，大便黏，舌暗红，苔薄白，脉细，在初诊方的基础上加酸枣仁、柏子仁、知母、黄柏、灯心草、酒大黄清热泻火，养心安神。三诊时患者睡眠好转，仍夜尿频繁、腰膝酸软，在二诊方的基础上去清热泻火药味，加杜仲以补肝肾，强筋骨。

第三节 眩 晕

医案 1：袁某，女，66 岁。

初诊时间：2020 年 1 月 10 日。

主诉：头晕、头胀痛时作 1 个月。

现病史：患者 1 个月前因情志不畅出现头晕、头胀痛时作，伴心慌、夜寐差，血压高达 200/120mmHg，自行服用"硝苯地平缓释片""酒石酸美托洛尔片"不效，遂来诊。现症见头晕，活动时加重，时有头胀痛，心慌，时有心烦，夜寐差，纳呆，大便干燥。

既往史：高血压病史 10 余年，最高血压 220/120mmHg，现口服硝苯地平缓释片 20mg、酒石酸美托洛尔片 12.5mg，每日 2 次，自诉平素血压控制情况较差。脑梗死病史 10 余年。

个人史：平素急躁易怒，无不良嗜好。

家族史：父母均患有高血压。

查体：血压 220/120mmHg，心率 100 次 / 分，神清语明，双眼球各方向运动充分，无眼震，四肢肌力 5 级，未引出病理反射，脑膜刺激征（–），口唇紫绀，双肺听诊正常，心界扩大，心律齐，心脏各瓣膜听诊区未闻及明显病理性杂音，腹软无压痛，双下肢无浮肿。舌暗红，有裂纹，苔少，脉弦数。

辅助检查：头 CT 检查提示腔隙性脑梗死，未见脑出血。

中医诊断：眩晕。

中医辨证：肝阳上亢。

西医诊断：腔隙性脑梗死，高血压 3 级（很高危）。

治法：平肝息风，滋阴潜阳。

方药：天麻钩藤饮加减。天麻 20g，钩藤 15g（后下），龙骨 30g（先煎），石决明 20g（先煎），牡蛎 30g（先煎），桃仁 15g，白芍 20g，野菊花 15g，生地黄 20g，知母 20g，麦冬 20g，枸杞子 15g，百合 20g，当归 20g，牛膝 20g，首乌藤 15g，牡丹皮 20g，合欢花 15g。7 剂，日 1 剂，水煎服。

二诊时间：2020 年 1 月 18 日。

患者服药后头晕、头胀痛减轻，大便通畅，纳可。血压 140/95mmHg。舌暗红，苔少，脉弦细。效不更方。

【按语】

随着生活节奏的加快，人们的精神压力和生活压力普遍增大。该患者平素急躁易怒，肝气失于条达，疏泄功能出现异常，肝阳上亢，上冒脑窍，可发为眩晕，这也是肝阳上亢型眩晕在临床上较为常见的原因。治疗时以平肝息风、滋阴潜阳为主，方用天麻钩藤饮加减。该方最早见于《中医内科杂病证治新义》，配伍得当，重用天麻、钩藤、石决明为君，以滋阴潜阳、平肝息风；辅以栀子、黄芩清肝泄热为臣；杜仲、桑寄生滋补肝肾阴津，益母草活血化瘀、利水祛湿，川牛膝引血下行，茯神、首乌藤宁心定志，均为佐药。全方配伍精妙，可获得平肝潜阳、补益肝肾、清热活血的效果，临床上常用于调理肝阳上亢引发的眩晕、头痛、中风等，疗效显著。

医案 2：王某，男，58 岁。

初诊时间：2019 年 7 月 30 日。

主诉：头晕 1 周，加重 1 天。

现病史：患者 1 周前因工作较劳累出现头晕目眩阵作，1 天前症状加重，头重如裹，有时伴有颠顶疼痛、恶心呕吐，呕吐物中有未消化的食物，无咖啡色物质，胸闷，耳聋耳鸣，食少多梦。

既往史：否认高血压、冠心病、糖尿病病史。

个人史：否认吸烟史，否认过量饮酒史。

家族史：否认家族遗传病史。

查体：血压 160/100mmHg。神经系统查体未见异常。舌暗，苔白腻，脉滑。

辅助检查：心电图未见异常。经颅多普勒超声提示椎基底动脉供血不足。

中医诊断：眩晕。

中医辨证：痰湿中阻。

西医诊断：短暂性脑缺血发作。

治法：燥湿化痰，健脾和胃。

方药：半夏白术天麻汤加减。姜半夏 15g，白术 15g，天麻 15g，陈皮 15g，浙贝母 15g，茯苓 20g，竹茹 15g，砂仁 15g(后下)，代赭石 20g（先煎），生姜 3 片，川芎 15g，吴茱萸 15g。7 剂，日 1 剂，水煎服。

二诊时间：2019 年 8 月 11 日。

患者服药 7 剂后头晕明显减轻，头痛、恶心呕吐缓解，仍头重如裹。初诊方加羌活 15g，7 剂。

三诊时间：2019 年 8 月 18 日。

患者服药 7 剂后，不适症状尽消。

【按语】

该患者脾胃功能失司，脾虚无以健运，致使水谷精微物质不能转化，体内水湿排泄不畅，聚而成痰，阻滞中焦，上扰清窍，清阳及浊阴升降失调，可发为眩晕，这也是痰湿中阻型眩晕在临床上较为常见的原因，治疗时以健脾燥湿、祛痰和胃为主。针对痰饮引发的眩晕，临床常用方剂有五苓散、苓桂术甘汤、小半夏汤、泽泻汤、温胆汤、半夏白术天麻汤等。

医案 3：陈某，女，44 岁。

初诊时间：2019 年 6 月 3 日。

主诉：头晕、视物旋转时作 3 天，加重伴恶心欲吐 1 小时。

现病史：患者 3 天前劳累后出现头晕、视物旋转时作，时伴胸闷，口苦，纳少，寐可，大便溏，未诊治。1 小时前活动时上述症状加重，并出现恶心欲吐，遂来诊。现症见头晕，视物旋转，恶心欲吐，纳少，寐可，大便溏。

既往史：否认高血压、冠心病、糖尿病病史。

个人史：否认吸烟史，否认过量饮酒史。

家族史：否认家族遗传病史。

查体：血压 130/80mmHg。神经系统检查未见明显异常。舌暗，边有齿痕，苔白腻，左脉弦细，右脉弦滑。

辅助检查：头 CT、心电图未见明显异常。

中医诊断：眩晕。

中医辨证：痰浊中阻。

西医诊断：椎基底动脉供血不足。

治法：燥湿祛痰，健脾和胃。

方药：半夏白术天麻汤加减。半夏 15g，天麻 20g，泽泻 20g，白术 15g，厚朴 15g，茯苓 20g，苍术 10g，枳实 10g，竹茹 15g，陈皮 15g，柴胡 15g，黄芩 10g，生姜 3 片，大枣 7 枚。7 剂，日 1 剂，水煎分两次服。

二诊时间：2019 年 6 月 10 日。

患者头晕明显好转，恶心消失，仍纳少，大便略溏。初诊方加砂仁 10g（后下），7 剂。

三诊时间：2019 年 6 月 17 日。

患者仍时有头晕，续服二诊方 4 剂。

1 周后随访，患者诸症悉安。

【按语】

半夏白术天麻汤最早见于程钟龄的《医学心悟》，全方由半夏、白术、天麻、茯苓、橘红、甘草、大枣、生姜组合而成，可以燥湿健脾、化痰息风止眩，对痰浊阻滞引发的眩晕及头痛等有显著疗效。方中重用半夏为君，可燥湿健脾，化痰止逆，天麻可息风平肝。李杲在《脾胃论》中提到治疗足太阴痰厥头痛时一定要应用半夏，眼前发黑、头眩不止多为内风所致，治疗时首选天麻。半夏、天麻善祛风化痰，是治疗痰湿中阻引发眩晕的要药。白术益气健脾，利水除湿，《本草通玄》中描述白术为补脾胃之药，更无出其右者，认为脾土旺才能除湿，反之痰饮内聚，周身浮肿，多成湿痹。茯苓利水渗湿，和胃益脾，同白术联合应用可增强化痰健脾之效。橘红可燥湿化痰，理气除郁。甘草调和诸药，大枣、生姜调理脾胃。诸药合用，共奏燥湿祛痰、健脾和胃之功，用后眩晕自止。

医案 4：刘某，男，45 岁。

初诊时间：2021 年 1 月 18 日。

主诉：头晕、头痛 2 天。

现病史：患者 2 天前就餐期间大量饮酒后出现头晕、头痛，伴有恶心，未在意，于家中睡觉休息后不适症状没有得到改善，晨起后症状持续不缓解，甚至有加重趋势，自测血压 155/95mmHg。病来无神昏、发热、抽搐、视物旋转重影、呕吐、二便失禁等，现患者头晕、头痛，前额处皮肤有紧绷感，恶心，口苦，纳眠尚可，二便调。

既往史：高血压史 10 余年，最高血压达 180/110mmHg。

个人史：平素有饮酒的嗜好。

查体：血压 150/95mmHg。神经系统查体未见明显异常。面赤，形体肥胖。舌质暗红，苔薄黄，脉弦滑。

中医诊断：眩晕。

中医辨证：肝风内动。

西医诊断：高血压病 3 级。

治法：镇肝息风，滋阴潜阳。

方药：镇肝息风汤加减。代赭石 30g（先煎），牛膝 20g，白芍 15g，天冬 10g，生龙骨 20g（先煎），龟甲 10g（先煎），茵陈 20g，麦芽 15g，生牡蛎 20g（先煎），玄参 15g，黄芩 15g，黄连 10g，川楝子 15g，甘草 10g，柴胡 15g，泽泻 20g。3 剂，日 1 剂，水煎服。

医嘱：忌食辛辣，忌酒。

二诊时间：2021 年 1 月 22 日。

患者头晕、头痛、面红、口苦症状较前改善，仍觉体困乏力。血压 155/85mmHg。舌红，苔黄腻，脉弦滑。初诊方加茯苓 20g，白术 10g，菊花 15g，栀子 15g，6 剂。

三诊时间：2021 年 1 月 29 日。

患者服药 6 剂后仍时有头晕，头痛缓解，口苦、面赤消失。血压 140/90mmHg。舌质暗，苔白，脉弦滑。效不更方，6 剂。

四诊时间：2021 年 2 月 5 日。

患者头晕较前减轻，时有颠顶痛。血压 120/80mmHg。舌质红，苔薄黄，脉弦滑。三诊方加夏枯草 10g，羌活 15g，豨莶草 15g，6 剂。

五诊时间：2021 年 2 月 11 日。

患者服药后诸症尽消。

【按语】

本案考虑是由肝津亏虚，肝阳化风引发的眩晕病。患者在日常生活中饮食不节制，时常超量饮酒，脾胃功能不调，进而肝肾津亏，脾土不能培养肝木，肾水不能涵养肝木。肝脏本身为风木之脏，体阴用阳，只有肝经气血充盈，肝脏的疏泄功能才得以正常运转。肝脏津液亏虚，肝阳上亢，化风化火，上扰清明，则头晕、头痛、面红。本案的病机本质上为肝、脾、肾三脏内虚，肝阳上亢及气血逆乱是标实，初诊时以镇肝息风治标为主，兼以滋阴潜阳，选用经典方剂镇肝息风汤加减，以镇肝息风、滋阴潜阳。

镇肝息风汤原方中牛膝及代赭石共为君药，牛膝能活血化瘀，引血下行，可以将随风上逆之血引出脑内，防止其在脑中形成瘀血，阻滞清窍，代赭石色赤可入血，石体重而善下行，能息上逆之肝风，两者配伍，刚柔并济，对血逆标实有显著疗效；生龙骨、生牡蛎及龟甲均为滋阴潜阳之品，这三味药均来自水中游走动物的甲壳，入药后功效易入骨，能将浮越之阳潜入水内，白芍可柔血养肝，缓急止痛，玄参、天冬可清热养阴，六药共为臣药；川楝子、麦芽、茵陈共为佐药，可疏肝缓肝；甘草调和诸药，为使药。诸药合用，共同达到镇肝息风、滋阴潜阳的目的。

尽管临证时患者的病机多较为复杂，但只要注意把握肝、脾、肾三脏的问题，辨证施治，就能获得满意疗效。除口服药物外，培养良好的饮食习惯、戒烟酒也是非常重要的。

第四节　面　瘫

医案 1：王某，男，55 岁。

初诊时间：2020 年 2 月 17 日。

主诉：左侧口眼㖞斜 8 天。

现病史：患者 8 天前晨起时无诱因突发口角㖞斜，伴流涎、左眼睑活动受限，面部感觉异常，未在意，后上述症状进行性加重，遂来诊。现症见左侧鼻唇沟及额纹均明显变浅，做皱眉、鼓腮、龇牙等动作时可见左眼闭合受限、额纹变浅、口角㖞斜等，没有明显的耳部疼痛症状。追问病史，患者自诉平素感冒频发，不爱运动，稍活动则汗流浃背，面色发白，体倦乏力，懒言少语。

查体：血压 130/85mmHg。舌淡，苔白，脉弱。

中医诊断：面瘫。

中医辨证：风寒袭表。

西医诊断：左侧面神经炎。

治法：祛风散寒，益气通络。

治疗：普通针刺、艾灸联合超短波疗法，口服甲钴胺胶囊、维生素 B_1 片等营养神经，直到患者完全康复。

具体针刺选穴：前 2 周以阳白、四白、翳风、风池、太阳、头维、丝竹空、地仓、颊车等为主，第 3～5 周以头维、丝竹空、关元、气海、合谷、足三里等为主。治疗时每处穴位均留针 30 分钟后起针。

患者接受门诊治疗 1 周后症状未进一步加重，从第 2 周开始不适症状改善，口角㖞斜减轻，少有流涎。持续治疗 3 周后，患者鼻唇沟变浅的情况亦逐渐改善，仍有额纹变浅但较就诊前显著改善，故增加针刺数量，提高穴位刺激强度，加强经络恢复，以促进额纹变浅问题的改善。治疗 5 周后，患者全身症状均好转，停止针刺治疗。随访 1 个月，未见复发。

【按语】

患者平素感冒频发，不爱运动，稍活动则汗流浃背，面色发白，体倦乏力，懒言少语，据此判断患者素体气虚，卫气不固，风寒邪气侵犯面表后引发了面瘫。正气存内，邪不可干，邪之所凑，其气必虚。风寒袭表，损伤经络，筋脉失于濡养，故见本病。

患者在发病初期未予重视，错过了最佳治疗期，因此选穴时，除面瘫基本穴外，加用了关元、气海、足三里等穴以益气扶正。临床上若遇患者风寒偏盛，可加风池、列缺等穴以祛风寒，通络活血。

医案 2：李某，女，50 岁。

初诊时间：2020 年 3 月 27 日。

主诉：左侧口角㖞斜 1 个月。

现病史：患者 1 个月前夜间刷牙时突发左侧口角㖞斜，随后左侧口角流涎，左侧口中存留食物，左侧额纹变浅，左侧眼睑闭合不全，伴心烦易怒，口干苦，耳鸣等，于当地社区医院治疗后略有改善，但额纹变浅及眼睑闭合不全未见改善，为求进一步治疗来诊。现症见左侧口角㖞斜，左侧额纹完全消失，左侧眼睑闭合不全，未见耳后疼痛，平素手足心热，心烦失眠，时有烦躁易怒，胁胀口苦，善太息，耳鸣，大便干，月经不调。

查体：血压 120/75mmHg。舌红，少津，脉弦。

中医诊断：面瘫。

中医证型：肝气郁滞，肝肾不足。

西医诊断：左侧面神经炎。

治法：疏肝理气，滋补肝肾，养血通络。

治疗：针刺联合西药常规治疗，口服药物包括甲钴胺片、维生素 B_1 片及地巴唑片等，直到患者痊愈。

具体针刺选穴：除头维、睛明、太阳、四白、丝竹空、鱼腰、瞳子髎、阳白穴、合谷等常规穴位外，针对患者肝肾不足的体质，加用肝俞、肾俞、期门、委中、太冲、三阴交、太溪等穴，以滋补肝肾，疏肝活血。治疗时每处穴位均留针 30 分钟后起针。

患者接受门诊治疗 1 周后症状未进一步加重。从第 2 周开始，患者的不适症状减轻，第 4 周时，额纹变浅显著改善，眼睑闭合不全改善，自第 5 周开始，杨泽华采用间隔针刺疗法，要求患者每隔 2 天针刺治疗 1 次，自第 7 周开始，改为每隔 3 天治疗 1 次，至第 9 周时，患者临床症状完全改善，自觉左侧面部发紧，遂停止针刺治疗。

2 周后随访，未见复发。

【按语】

患者处于围绝经期，属于肝肾阴虚体质。患者平素手足心热，心烦失眠，时有烦躁易怒，胁胀口苦，善太息，耳鸣，大便干，月经不调，发病时没有明显诱因，考虑与围绝经期生理变化有关，加之素体肝肾不足，筋脉失于濡养，故发为面瘫。

医案 3：李某，女，70 岁。

初诊时间：2021 年 1 月 27 日。

主诉：右侧口眼㖞斜 1 天。

现病史：患者诉今天晨起时出现右侧口眼㖞斜，面部发紧不适，刷牙时右侧口角漏水，咀嚼食物时面部肌肉发硬，闭眼、抬眉等动作受限，为求中医治疗就诊。现患者右侧口眼㖞斜，右侧额纹、鼻唇沟变浅，右眼睑闭合不全，做抬额、皱眉、闭眼、鼓腮、龇牙等动作时，右侧面部肌肉活动完全受限。平素汗多，活动后尤甚，经常感冒。

查体：血压 120/78mmHg。舌淡，苔白微腻，脉弦。

辅助检查：头 CT 未见明显异常。

中医诊断：面瘫。

中医辨证：卫气亏虚，风寒袭表。

西医诊断：右侧面神经炎。

治法：益气扶正，祛风散寒，温经通络。

治疗：针刺、中药汤剂联合西药治疗。普通针刺治疗的同时加用梅花针叩刺，中药内服方以牵正散为基础随症加减，西药给予糖皮质激素、甲钴胺口服联合肌氨肽苷静点，以促进神经恢复。

具体针刺选穴：攒竹、阳白、四白、颧髎、颊车、地仓、合谷等。在患侧选穴的同时，加刺风池、足三里、太冲等穴以益气扶正，祛风通络。治疗时在针刺位置给予 TDP 神灯照射治疗，每处穴位均留针 30 分钟后起针。

患者治疗 1 周后症状未进一步加重，第 5 天开始糖皮质激素减量，7 天后彻底停服。经联合治疗 2 周，患者面部肌肉及皮肤功能恢复良好，刷牙时未见口角漏水等问题，额纹浅及闭目露白也见好转，给予肌氨肽苷静点治疗，治疗早期可配合甲钴胺片及维生素 B_1 片口服促进神经功能恢复。患者眼睑闭合不全，加攒竹透刺鱼腰。每两日针刺治疗 1 次，并指导患者行患侧面肌康复锻炼，患者因长时间眼睑闭合不全引发眼睛干涩，给予氯霉素滴眼液日间滴眼，红霉素眼膏夜间外用。至第 4 周时，患者面部肌肉活动逐渐恢复正常，症状得到了有效控制，眼睑闭合功能也趋于恢复。进入恢复中期，给予梅花针联合中药汤剂治疗，处方为补阳还五汤合牵正散加减，以提高化瘀通络的治疗效果。患者经梅花针叩刺联合普通针刺治疗后，刷牙时未再有口角漏水的情况，咀嚼功能也完全恢复，但眼睑闭合能力仍未彻底恢复。杨泽华应用电针疗法治疗面瘫时常取阳白、太阳穴，每次施针都以患者局部肌肉轻微跳动为宜，留针 15 分钟，随后停止通电，留针 20 分钟。电针治疗的频次为隔日 1 次，连续治疗 5 次后，患者自觉眼睑功能基本恢复如常，眼睛闭合无碍，故停止电针治疗，继续口服中药及甲钴胺片、维生素 B_1 片等改善周围神经功能，如此治疗 1 周后患者的面神经功能完全恢复正常。随访 1 个月，未见复发。

【按语】

患者平时汗多，活动后尤甚，经常感冒，杨泽华分析患者为气虚体质，卫气亏虚，感受外邪后面部经络受损，导致筋脉失养，发为本病。

面瘫发作早期是最佳治疗时机，西医主要以改善血液循环、营养神经、减轻神经水肿等治疗为主，中医则以中药内服和针刺外治为主。杨泽华认为，就面瘫治疗而言，中西医有各自的优势，不宜论一家之长，建议根据具体病情进行综合治疗。在急性期，杨泽华多先以中药汤剂联合糖皮质激素治疗，3 天后再给予针刺治疗，以把握时机，提高临床疗效。在急性期进行针刺治疗时，手法应温柔，不宜过度行针，以降低神经水肿的概率，给予良性刺激，激发经气，调动身体功能，使脉络畅通，面神经兴奋性增强，血液循环加快，这样能够促进水肿的吸收，利于后期的恢复治疗。到了恢复期，杨泽华会增加针刺的深度和广度，促进神经功能恢复，到恢复中期时会适当联合电针及TDP 神灯、超声短波等外治法，在最大程度上发挥中医优势，取得更好的疗效。

第五节 不 寐

医案 1：张某，男，45 岁。

初诊时间：2020 年 12 月 11 日。

主诉：失眠 2 年。

现病史：患者 2 年前无诱因出现入睡困难，眠浅易醒，每夜睡眠时间不超过 4 小时，严重时辗转反侧，彻夜不能入睡。自诉曾通过针刺、按摩配合口服西药助眠，但效果不理想。现患者失眠，自觉胃口不好，经常心悸，伴胸闷，胃脘胀满，口干苦，恶心欲呕，头晕。

既往史：否认高血压、冠心病、糖尿病等病史。

查体：血压 120/80mmHg。舌淡，苔红，脉偏沉。

辅助检查：头 CT 未见明显异常。

中医诊断：不寐。

中医辨证：痰热扰心。

西医诊断：失眠。

治法：清热化痰，和中助眠。

方药：小柴胡汤合黄连温胆汤、左金丸加减。石菖蒲 12g，法半夏 10g，黄芩 12g，枳壳 12g，白芍 15g，甘草 6g，桂枝 6g，连翘 10g，独活 10g，蒲公英 15g，茯苓 15g，白术 15g，黄连 5g，吴茱萸 3g，首乌藤 30g。10 剂，水煎取汁 150mL，分两次口服。

二诊时间：2020 年 12 月 25 日。

患者服药 2 日后即可安然入睡 6 小时，时有腹胀。初诊方加六神曲 10g，焦山楂 10g，莱菔子 10g，以消导和中，7 剂。

三诊时间：2019 年 1 月 15 日。

患者现每晚睡眠时间约 7 小时，其余诸症均较前明显改善。继续服用二诊方，7 剂。

【按语】

中医学将失眠归于"不寐"范畴，指经常发生睡眠障碍，不能入睡，或睡后易醒，或醒后无法再次入睡等情况的疾病，是神志病之一。不寐这一病名最早可追溯至《难经》，历代医家将失眠称为不得卧、目不瞑、少寐等。轻者入睡困难，时睡时醒，眠浅，稍有风吹草动就会清醒，醒后难以再次入睡，重者甚至整夜无法入睡。睡眠是符合阴阳转化的自然规律，如被打破，造成阴阳转化失调，则出现不寐。不寐的病因和病机主要分虚、实两方面，实证多由情志内伤、肝失疏泄、饮食不节等诱发，虚证一般由心肾不交、劳累过度、心脾俱虚等诱发。该患者素体脾虚痰浊内蕴，久则化热，痰热蕴结，故见口干苦，痰热内盛，故见胃脘胀满，上逆欲呕。

医案 2：胡某，男，28 岁。

初诊时间：2020 年 4 月 24 日。

主诉：失眠 5 个月。

现病史：患者 5 个月前因工作压力大出现失眠，多梦，自服"安神补脑口服液"后睡眠稍有好转。2 个月前出现耳鸣，到外院就诊，经检查考虑神经性耳鸣，治疗后效果不明显。近几日又感尿急，排尿时偶有刺痛，为寻求中医治疗来诊。现症见失眠，多梦，神疲乏力，头昏，耳鸣，鼻塞，纳差，大便溏，尿急，排尿时偶有刺痛，遗精。

既往史：鼻炎病史多年。

查体：舌暗红，苔黄腻，脉数。

中医诊断：不寐，耳鸣。

中医辨证：心肾不交，肾精亏虚。

西医诊断：失眠，神经性耳鸣。

治法：交通心肾，清火安神。

方药：交泰丸加减。苍术15g，白术15g，茯神30g，炒酸枣仁30g，远志10g，黄连10g，肉桂6g，五味子10g，合欢花30g，首乌藤30g，磁石10g（先煎），枳实10g，砂仁（后下）6g，炙甘草10g。14剂，水煎服，日1剂。

二诊时间：2020年5月8日。

患者服药后睡眠大有好转，仍有耳鸣，大便溏。调整用药。

方药：柴胡10g，黄芩10g，龙胆草10g，牡丹皮10g，焦栀子10g，石菖蒲10g，远志10g，龙眼肉30g，蝉蜕10g，五味子10g，菟丝子20g，补骨脂10g，枸杞子10g，甘草10g。7剂，水煎服，日1剂。

三诊时间：2020年5月22日。

患者睡眠基本正常，精神好，耳鸣大减，小便正常。近几日感冒，鼻炎加重。调整用药。

方药：金银花20g，连翘15g，苦杏仁10g，苍耳子10g，大青叶30g，龙胆草10g，焦栀子10g，黄芩10g，柴胡6g，补骨脂10g，菟丝子30g，白芍30g，甘草6g。7剂，水煎服，日1剂。

【按语】

失眠是常见病、多发病。现代社会生活节奏快，长时间工作、熬夜导致人们压力大，精神紧绷，这些都是引起失眠的常见原因。该患者工作压力大，又遗精频现，致使肾精亏虚，心肾不交，导致失眠、耳鸣等一系列与心肾相关的病证出现。该患者症状较多，故应在准确辨证的基础上遣方用药。该患者心肾不交，肾精亏虚，方选交泰丸，加养心安神、滋补肾精之品，其中磁石入肾，能吸散失之神，引肺金归于肾水。交泰丸最早见于《韩氏医通》，由清代的王士雄在《四科简要方》中首次命名，具有交通心肾、清火安神之功，主治心火偏亢，心肾不交之怔忡、失眠等症。

医案3：张某，女，39岁。

初诊时间：2020年8月14日。

主诉：反复失眠3个月，加重3天。

现病史：患者3个月前情绪激动后失眠，此后反复失眠，入睡困难，多梦，醒后头晕目眩，周身酸胀，辗转反侧，头重如裹，乏力困顿，平素急躁易怒，心思较重，曾因失眠、头晕于多家医院就诊，完善相关检查后均未见明显异常。

查体：舌红，苔白，脉弦。

中医诊断：不寐。

中医辨证：肝郁夹痰兼血瘀。

西医诊断：焦虑状态，失眠。

治法：疏肝化痰，活血祛瘀。

方药：北柴胡8g，煅龙骨35g（先煎），煅牡蛎35g（先煎），郁金15g，石菖蒲8g，炙远志15g，黄连片6g，茯神25g，茯苓25g，合欢皮20g，丹参25g，川芎10g，全蝎3g，僵蚕12g，蜈蚣1条。10剂，水煎取汁200mL，分早、晚两次口服。

二诊时间：2020年8月28日。

患者服药后自诉睡眠较前改善，但仍易醒，自觉肢体酸胀改善，烦躁易怒较前明显好转。初诊方加酸枣仁 25g，珍珠母 20g（先煎），10 剂。

三诊时间：2020 年 9 月 11 日。

患者自诉失眠显著缓解，但心情抑郁或情绪不宁时仍有发作，胡思乱想症状改善。效不更方，10 剂。

四诊时间：2020 年 9 月 21 日。

患者睡眠恢复正常，自诉起夜次数明显减少，四肢酸胀感消失，仍时有头晕乏力，但程度及频次较前明显改善。二诊方去僵蚕、蜈蚣，10 剂，同时给予二十五味珊瑚丸口服治疗。

3 个月后随诊，患者病情稳定，再无睡眠障碍。

【按语】

本病案选用柴胡加龙骨牡蛎汤加减治疗。柴胡加龙骨牡蛎汤出自《伤寒论》：……胸满烦惊，小便不利，谵语，一身尽重，不可转侧者，柴胡加龙骨牡蛎汤主之。本方目前被广泛用于治疗各类疾病，包括心悸、不寐、遗精早泄、脏躁、癫痫等。尽管治疗的病种较多，病位也明显不同，但大多属于少阳经病变引发痰瘀上扰心神导致的虚阳浮越证。应用该方剂加减治疗，能够疏肝利胆，解郁安神。

医案 4：侯某，男，61 岁。

初诊时间：2020 年 8 月 20 日。

主诉：反复入睡困难伴焦虑 3 年，加重 1 周。

现病史：患者 3 年前因思虑过多出现入睡困难，睡眠深度不够，多梦，易醒，平均每晚睡眠时间不足 4 小时，平日多愁善感，情绪易激动。晨起口干而苦，周身乏力，腹部胀闷，大便不成形。

查体：舌质红，苔腻滑，脉细。

中医诊断：不寐。

中医辨证：胆寒阳浮。

西医诊断：失眠，焦虑状态。

治法：温通胆阳，镇摄安神。

方药：柴胡 10g，黄芩 12g，制半夏 10g，陈皮 10g，茯苓 15g，枳壳 10g，竹茹 10g，生姜 15g，远志 10g，酸枣仁 15g，防风 10g，炙甘草 5g，龙骨 30g（先煎），牡蛎 30g（先煎）。15 剂，水煎取汁 200mL，分早、晚两次口服。

二诊时间：2020 年 9 月 10 日。

患者用药后睡眠障碍显著缓解，平均每晚睡眠时间 6～7 小时，易激动、多愁善感及口干苦不适也明显改善。

【按语】

患者辨证为胆寒阳浮，胆病引发的不寐在临床上多伴有焦虑、紧张等情绪特点。胆寒阳，气上溢于口故见口苦，因此口苦也是胆寒阳浮证的常见表现之一，但与肝胆湿热及胃火上炎引发的口苦有所区别，胆寒证引发的口苦多在晨起时出现且口苦程度较轻。胆归少阳，主阳气，清阳不升，浊阴难降，上泛于口，发为口苦，多于晨间起病。《灵枢·淫邪发梦》云：（厥气）客于胆，则梦斗讼自刳。说明胆之为病，其人多梦，梦中常与人争吵或打架。患者平素小心谨慎，思虑过甚，紧张焦虑，多愁善感，晨起有口苦，舌质红，苔腻滑，脉细，没有明显热象，因此综合分析为不寐病胆寒阳浮证，治疗时应用柴苓温胆汤以升发少阳之气，温胆化痰，加酸枣仁、远志安神助眠，龙骨、牡蛎重镇固摄。患者腹胀、大便不成形，故加防风，助升清阳而止泻。

医案 5：房某，男，75 岁。

初诊时间：2020 年 5 月 12 日。

主诉：睡眠障碍 2 年，加重 1 周。

现病史：患者 2 年前无诱因出现睡眠障碍，入睡困难，1 周前自诉因处理家中事务而劳累，焦虑症状加重，入睡困难，眠浅梦多，反复惊醒，常心悸，白天困倦乏力，做事无法专注，且精神紧绷，容易紧张，稍活动后汗出即增多，时有胸闷气短，纳少。

查体：双肺听诊无杂音，心音正常。舌淡，苔白，脉数。

辅助检查：床旁心电图提示窦性心律不齐，ST 段改变。

中医诊断：不寐。

中医辨证：心气虚。

西医诊断：睡眠障碍，焦虑状态。

治法：补益心气，安神定志。

方药：酸枣仁 20g，茯神 30g，川芎 15g，远志 15g，柏子仁 12g，党参 15g，炙黄芪 30g，龙眼肉 12g，刺五加 20g，生龙骨 30g（先煎），生牡蛎 30g（先煎），琥珀 6g，炙甘草 10g。7 剂，水煎取汁 200mL，分早、晚两次口服。

二诊时间：2020 年 5 月 20 日。

患者用药后自觉心悸、情绪紧张明显改善，入睡速度较前明显加快，且睡眠质量有所提高，日间精神状态较前改善，但仍有活动后胸闷气短，容易出汗。初诊方加丹参 15g，桂枝 9g，10 剂。

三诊时间：2020 年 6 月 1 日。

患者服药后不适症状明显改善。继服二诊方，5 剂。

【按语】

患者年事已高，脏腑功能减退，气血不足，如《灵枢·营卫生会》所言：年老者，气血衰……五脏之气相搏……故昼不精，夜不瞑。患者因琐事劳累过度，焦虑不安，导致心气亏耗，气不足则心主神志能力下降，神不自主，因此不得眠，眠浅易受惊扰，惴惴不安。心气不足，推动乏力，导致心悸、气短，活动后汗出也是气虚证的常见表现，舌脉也符合这一证型。本案治疗时以补益心气、安神定志为法，应用党参、炙黄芪及炙甘草补心气，酸枣仁、茯神、远志、柏子仁宁心安神，川芎行气活血，龙眼肉、刺五加养血安神，生龙骨、生牡蛎、琥珀重镇安神。二诊时患者入睡情况改善，仍觉胸闷，故加丹参养心血、调经脉，加桂枝温经络、解营卫、调节阴阳。

医案 6：刘某，女，51 岁，已绝经。

初诊时间：2021 年 9 月 6 日。

主诉：反复入睡困难 2 周。

现病史：患者自诉 2 周以来夜间反复入睡困难，多梦，每晚睡眠时间不足 5 小时，白日乏力、没精神，伴心情焦虑，心中苦闷，精神压力大，经常端坐在床头哭泣，并有头晕、乏力症状，食欲减退，夜间盗汗，大便不成形，五心烦热，每日均需要口服"地西泮片"，但入睡后睡眠较浅，稍有异响就会醒，醒后无法再次入眠，欲用中药治疗，故来诊。患者现入睡困难，大便溏，焦虑，心绪不宁，乏力。

查体：面色微黄，舌红，苔少，脉微数。

中医诊断：不寐。

中医辨证：肝肾阴虚，心肾不交。

西医诊断：失眠。

治法：滋肝补肾，宁心安神。

方药：二至丸合甘麦大枣汤加减。女贞子15g，旱墨莲15g，熟地黄12g，浮小麦30g，大枣5枚，北柴胡9g，醋香附9g，川芎12g，当归9g，麸炒白术9g，茯苓9g，合欢皮9g，酸枣仁15g，栀子6g，甘草6g。14剂，日1剂，水煎取汁300mL，分3次口服。

其他治疗：对患者进行心理干预。

二诊时间：2021年9月27日。

患者服药3周后复诊，自诉夜间睡眠较前显著改善，不再需要借助地西泮片入眠，但仍觉夜间盗汗，且胃脘胀闷不舒，吃凉的食物后症状进一步加剧。舌红，苔白，脉细。初诊方去合欢皮，加干姜20g，人参9g，7剂。

2个月后电话随访，患者自诉服药后症状明显改善，精神状态明显改善，焦虑情绪也得到控制，胃脘胀闷改善。

【按语】

该患者正处于围绝经期，情绪焦虑，临床表现以肝肾阴虚为主，因此用药时选择女贞子、墨旱莲、熟地黄等滋补肝肾阴虚之品，以滋肾水、抑心火，同时配伍甘麦大枣汤治疗围绝经期心中烦闷、精神恍惚等不适，加用北柴胡、醋香附及川芎疏肝理气，加当归并合用四君子汤以补脾益血，加栀子清心火，加合欢皮和酸枣仁安神助眠。患者后期出现胃胀不适，故去合欢皮以降低对胃的影响，加干姜和人参，与初诊方中的麸炒白术及甘草构成理中汤，增强温里散寒、健脾益气之效。

第六节　郁　证

医案1：李某，女，36岁。

初诊时间：2019年5月23日。

主诉：心情抑郁2个月。

现病史：患者2个月前生气后出现心情抑郁，急躁易怒，曾口服"解郁安神冲剂"无效，遂来我院就诊。现患者心情抑郁，急躁易怒，时有头痛，口干苦，胸闷，纳食可，夜寐不安，二便尚可。

既往史：既往体健。

个人史：平素性格急躁。

查体：血压120/80mmHg，神经系统查体未见异常。舌质红，苔薄黄，脉弦数。

辅助检查：头CT检查未见异常。

中医诊断：郁证。

中医辨证：肝郁化火。

西医诊断：抑郁状态。

治法：疏肝解郁，泻火安神。

方药：丹栀逍遥散加减。柴胡15g，当归10g，白芍20g，川芎15g，黄芩10g，栀子10g，淡豆豉15g，香附15g，枳壳20g，合欢皮15g，远志15g，首乌藤20g。7剂，水煎服。

二诊时间：2019年5月30日。

患者心情抑郁略有减轻，口干苦明显减轻，头痛减轻，无明显胸闷，夜寐多梦。舌质红，苔薄白，脉弦。初诊方加酸枣仁 20g，琥珀粉 5g（冲服），14 剂。

三诊时间：2019 年 6 月 14 日。

患者心情抑郁明显改善，无口干苦及头痛，胸闷基本消失，夜寐明显好转。舌淡红，苔薄白，脉弦。二诊方去香附、黄芩，改枳壳 15g，14 剂。

【按语】

本案证属肝郁化火，导致肝脏主疏泄的生理功能受影响，气机运行不畅，郁滞于内，故胸闷。久病肝郁化火，内扰心神，故夜寐不安。肝火上炎，上扰清窍，故口干苦、头痛。舌质红，脉弦而数，也是肝气郁滞日久化火灼伤肝阴之象。治疗上予以疏肝解郁、泻火安神，选择经典方丹栀逍遥散加减。方中柴胡、香附辛散，可疏肝解郁，枳壳具有宽中理气、行滞消胀的功效，对胸膈痞满不舒、两胁胀痛有较好的治疗效果。柴胡与枳壳升降调气，既能疏肝理气，又能调畅脾胃气机。黄芩清泻肝火。栀子擅清三焦火热，能够泻火除郁，解心烦意乱、躁扰不宁，将其与淡豆豉合用可清上焦郁热，取栀子豉汤之意。合欢皮解郁安神。川芎活血化瘀止痛。当归能补肝血，还能活血化瘀。白芍养肝血，缓中止痛。远志、首乌藤及琥珀粉养心安神。上述诸药联合使用，共奏疏肝行气、泻火安神之效。

医案 2：王某，男，53 岁。

初诊时间：2019 年 6 月 26 日。

主诉：心情抑郁，伴胸闷不舒 8 个月。

现病史：患者 8 个月前因情志不遂出现心情抑郁伴胸胁胀痛，心烦，自服"龙胆泻肝丸"后症状无明显改善，遂来我院就诊。现症见心情抑郁，胸闷不舒，心烦，寐差梦多，纳差，头胀眼干，口干且苦，便秘。

既往史：健康。

个人史：平素性格急躁。

查体：血压 140/80mmHg，神经系统查体未见异常。舌红，苔黄，脉沉或弦数。

辅助检查：头 CT 未见异常。

中医诊断：郁证。

中医辨证：肝郁化火。

西医诊断：抑郁状态。

治法：疏肝解郁，泻火安神。

方药：丹栀逍遥散加减。北柴胡 15g，黄芩 12g，栀子 15g，牡丹皮 10g，香附 15g，麸炒白术 15g，当归 15g，生白芍 20g，酸枣仁 20g，柏子仁 20g，茯神 20g，合欢皮 15g，薄荷 10g（后下），大黄 5g。7 剂，日 1 剂，水煎服。

二诊时间：2019 年 7 月 3 日。

患者心情较前改善，自诉夜间睡眠、便秘症状也明显改善，食欲改善，食量明显增加，但仍时有头胀眼干。舌红，苔微黄，脉弦数。初诊方加菊花 15g，桑叶 15g，7 剂。

三诊时间：2019 年 7 月 10 日。

患者诸症改善。继服二诊方，7 剂。嘱患者调情志，忌食辛甘肥厚之品。

【按语】

郁证这一病名首见于《医学正传》：或七情之抑遏，或寒热之交侵，故为九气怫郁之候。《景岳全书》中也有关于郁证的描述，认为五气之郁，诸病均有，考虑因病致郁，但如果患者因情志抑郁，心中总是不能释怀而出现疾病，则考虑因郁致病。

《素问·六元正纪大论》曰：木郁达之，火郁发之，土郁夺之，金郁泄之，水郁折之。本病案中患者心情抑郁，导致肝脏疏泄功能失调，气机运行不畅，气滞于胸，引发胸闷。患者早期未在意，没有及时就诊，日久化生火邪，内扰心神，故心烦，寐差梦多。热灼津伤，则口苦口干。肝郁乘脾，则脾失健运，故纳差。肝郁化火，上扰清窍，则头胀眼干。舌脉为肝郁化火之象。治疗当从疏肝解郁、泻火安神入手，方选丹栀逍遥散加减。北柴胡、香附辛散，可疏肝解郁；黄芩苦寒，可清肝泄热；薄荷可疏肝行气；合欢皮可解郁和血，宁心安神；牡丹皮可凉血清热；栀子擅长清三焦火热，有清心泻火安神的功效，同时可以助热下行；麸炒白术同茯神联合用药，可以增强益气健脾安神的功效；当归可养血活血；生白芍可柔肝缓急止痛；酸枣仁、柏子仁可养心安神；大黄可泄热通腑。诸药合用，可使气机调畅，获得满意疗效。

医案 3：方某，女，53 岁。

初诊时间：2020 年 2 月 15 日。

主诉：情绪不宁、失眠 3 个月。

现病史：患者自诉近 3 个月因工作不顺出现情绪不宁，失眠，口服"逍遥丸"等药后症状无改善，遂来我院就诊。现症见情绪不宁，胸闷不舒，善太息，胃脘胀满，咽中如有异物，纳差，夜间睡眠困难，大小便正常。

既往史：既往体健。

个人史：平素性格内向。

查体：血压 110/70mmHg，神经系统查体未见异常。舌红，苔白而腻，脉弦滑。

辅助检查：头 CT 未见异常。

中医诊断：郁证。

中医辨证：痰气郁结。

西医诊断：抑郁状态。

治法：疏肝解郁，理气化痰。

方药：柴胡疏肝散合半夏厚朴汤加减。柴胡 15g，香附 15g，枳壳 10g，郁金 15g，茯苓 15g，白术 15g，陈皮 15g，半夏 15g，厚朴 10g，远志 15g，首乌藤 30g，川芎 10g，白芍 15g，炙甘草 10g，黄芩 10g。14 剂，日 1 剂，水煎服。

二诊时间：2020 年 3 月 1 日。

患者服药 14 剂后，情绪不宁有所改善，胸闷、善太息、咽中异物感、胃脘胀满减轻，纳差、夜寐不安未见明显好转，二便尚可。舌红，苔白腻，脉弦滑。初诊方去白术，加苍术 10g，合欢皮 20g，酸枣仁 20g，麦芽 15g，六神曲 15g，14 剂。

三诊时间：2020 年 3 月 15 日。

患者服药 14 剂后，情绪不宁、胃脘胀满、咽中异物感明显改善，无明显胸闷，纳食增加，夜寐好转，二便尚可。舌淡红，苔白微腻，脉弦。继服二诊方，14 剂。

1 个月后随访，患者诸症减轻。

【按语】

郁证是由情志抑郁导致的多种病证的总称。郁者，滞而不通之意。《古今医统大全》中对郁证的描述为七情不舒转为成郁，郁久不散则为病。叶天士在《临证指南医案》中也提到邪气聚而不散即为郁，七情失调引发郁证的情况最多，其中以过思伤脾及过怒伤肝最为常见。朱丹溪提出气、血、火、食、湿、痰六郁学说，并明确指出六郁中以气郁为先，先有气郁而后产生诸郁。本例患者为情志所伤,肝气失疏,久郁不解,故情绪不宁。肝郁气滞,经气不利,故胸闷不舒、善太息。肝气不舒,冲逆犯胃,脾胃运化及腐熟功能下降,故纳差、胃脘部胀满。脾胃运化功能失调,体内水湿聚而成痰,阻滞咽喉,故咽中如有异物。气郁化火,上扰心神,故失眠。舌淡,苔白腻,脉弦滑,是典型的痰气郁结之象。《金匮要略·妇人杂病脉证并治》曰:妇人咽中如有炙脔,半夏厚朴汤主之。治疗时选用柴胡疏肝散疏肝理气,半夏厚朴汤化痰解郁,同时配伍黄芩清泻肝火,郁金疏肝解郁,白术健脾,远志、首乌藤养心安神。诸药合用,共奏疏肝解郁、理气化痰之功效。

医案 4:姜某,女,24 岁。

初诊时间:2020 年 5 月 18 日。

主诉:情绪低落、焦虑不安、失眠半年。

现病史:患者半年前与相恋多年的男朋友分手,自此情绪低落,悲伤欲哭,焦虑不安,失眠多梦,曾口服"盐酸氟西汀胶囊"及中成药(具体不详)治疗,但均未取得明显效果,遂来诊。现症见心情抑郁,悲伤欲哭,焦虑不安,口干,频繁饮水,五心烦热,夜间入睡困难,入睡后经常彻夜做梦,第二天醒来全身疲惫,纳食可,二便尚可。

既往史:既往体健。

个人史:平素性情急躁。

查体:血压 100/70mmHg。神经系统查体未见异常。舌红,苔薄白,脉细数。

辅助检查:头 CT 检查未见异常。

中医诊断:郁证。

中医辨证：阴虚内热，心神失养。

西医诊断：抑郁状态。

治法：滋阴清热，养心安神。

方药：甘麦大枣汤合百合地黄汤加减。百合 30g，酸枣仁 30g，麦冬 12g，女贞子 20g，墨旱莲 20g，首乌藤 15g，合欢花 20g，胡黄连 12g，生地黄 15g，浮小麦 25g，茯神 20g，甘草 15g，大枣 8 枚。10 剂，日 1 剂，水煎服。

二诊时间：2020 年 5 月 28 日。

患者服初诊方 10 剂后，情绪好转，偶悲伤欲哭，口干、五心烦热减轻，仍失眠多梦，纳食可，二便尚可。舌红，苔薄，脉弦细。初诊方加莲子心 15g，龙骨 30g（先煎），牡蛎 30g（先煎），以清心、镇惊安神，10 剂。

三诊时间：2020 年 6 月 8 日。

患者服药 10 剂后，情绪明显好转，无悲伤欲哭，无口干、五心烦热，失眠好转，纳食可，二便尚可。舌红，苔薄白，脉细。继服二诊方，10 剂。嘱患者调情志，忌食辛甘肥厚之品。

【按语】

患者半年前与男朋友分手后情志不畅，肝郁气滞日久化生火邪，消灼阴液，心神失养，发为郁证。《金匮要略》曰：妇人脏躁，喜悲伤欲哭，象如神灵所作，数欠伸，甘麦大枣汤主之。初诊方由甘麦大枣汤合百合地黄汤加减而成，方中百合、生地黄、麦冬滋阴安神，女贞子、墨旱莲滋补肝肾，胡黄连清虚热，首乌藤养心安神，对津亏血虚导致夜不能眠的患者疗效较好；茯神同样可以宁心安神，还可以利水消肿，对心悸、怔忡、失眠等均有良好疗效；浮小麦可以益气除热，治疗阴虚内热证疗效颇佳；酸枣仁与合欢花同用可养心益肝，安神除烦，合用甘麦大枣汤可增强养心安神之效。上述各药配伍，共奏滋阴清热、养心安神之效，患者服药后诸症得缓。

医案 5：李某，女，48 岁。

初诊时间：2020 年 9 月 15 日。

主诉：心情抑郁 5 年，加重 2 个月。

现病史：患者 5 年来心情抑郁，情绪低落，2 个月前因家庭琐事心情抑郁加重，伴纳差，夜寐差，遂来我院就诊。现症见心情抑郁，情绪低落，时头晕，乏力，纳差，食后胃胀、嗳气，偶有反酸，大便干。

既往史：既往体健。

个人史：平素性情急躁。

查体：血压 130/70mmHg。神经系统查体未见异常。舌质淡暗，苔白，脉弦无力。

辅助检查：头 CT 未见异常。

中医诊断：郁证。

中医辨证：肝郁脾虚。

西医诊断：抑郁状态。

治法：疏肝解郁，健脾和胃。

方药：柴胡疏肝散加减。柴胡 15g，香附 15g，紫苏梗 15g，枳壳 10g，郁金 15g，青皮 10g，陈皮 10g，党参 15g，当归 10g，川芎 15g，柏子仁 15g，合欢皮 20g，炒酸枣仁 20g，六神曲 15g，麦芽 15g。10 剂，日 1 剂，水煎服。

二诊时间：2020 年 9 月 25 日。

患者心情抑郁有所缓解，纳食略好转，食后胃胀、嗳气减轻，偶有反酸，睡眠好转，仍大便干，时有头晕，口干苦。舌红，苔黄，脉弦而数。初诊方去党参、青皮、陈皮，加黄芩10g，菊花15g，夏枯草15g，以清泻肝火，10剂。

三诊时间：2020年10月5日。

患者心情抑郁明显缓解，纳食好转，食后胃胀明显减轻，无反酸，夜间入睡困难较前明显改善，头晕、口苦稍改善，大便干燥。舌淡，苔白，脉弦。二诊方加酒大黄10g，以通腑泄热，10剂。

2周后随访，患者诸症明显好转。

【按语】

本病案中患者心情抑郁，伴有胃肠不适症状，杨泽华辨为木郁乘土，认为治疗重点应放在疏肝解郁上，佐以健脾和胃。初诊方中柴胡辛散，可疏肝解郁；香附理气解郁；郁金凉血破瘀，可助柴胡疏肝解郁；合欢皮解郁、宁心、和血、安神；柏子仁润肠通便、养心、止汗、安神；青皮、陈皮理气和胃，配伍紫苏梗、木香可增强和胃降逆之效；党参益气健脾；当归、川芎养血安神，活血行气。上述药物与方中其他药物配伍使用，共奏疏肝理气、健脾益胃之效。二诊因患者出现便干、头晕、口干口苦、舌红苔薄黄等肝郁化火之证，故去陈皮、党参、青皮，加入野菊花、夏枯草、黄芩以清泻肝火。三诊时患者大便偏干，加酒大黄10g以通腑泄热。

第七节 痫 证

医案1：王某，男，17岁。

初诊时间：2019年7月22日。

主诉：阵发性抽搐伴意识不清 1 个月。

现病史：患者 1 个月前无明显诱因突然出现阵发性抽搐伴意识不清，持续约 1 分钟，过后患者回忆不起当时的发病情况。1 周后患者又出现四肢抽搐，意识不清，同时二便失禁，于外院完善脑电图检查提示有棘波及棘慢波，考虑为癫痫，建议口服"丙戊酸钠"治疗。3 天前患者又一次出现上述症状。现症见四肢抽搐反复发作，伴意识不清、二便失禁，乏力，平素易疲劳，纳眠可，小便正常，大便略稀。

查体：舌淡，苔白微腻，脉滑。

既往史：否认其他疾病史。

中医诊断：痫证。

中医辨证：脾虚湿盛，风痰扰络。

治法：健脾利湿，息风止痫。

方药：党参 15g，白术 15g，焦山楂 15g，六神曲 15g，连翘 15g，生牡蛎 30g（先煎），半夏 12g，钩藤 20g（后下），陈皮 20g，僵蚕 20g，蝉蜕 20g，茯苓 25g，生龙骨 30g（先煎），莱菔子 15g。7 剂，日 1 剂，水煎服。

二诊时间：2019 年 7 月 29 日。

患者服药期间癫痫未发作，仍自诉易疲劳，饮食及睡眠尚可，小便正常，大便时溏。舌淡红，苔白，脉滑。调整用药。

方药：法半夏 15g，麸炒白术 20g，川贝母 15g，丹参 15g，鸡内金 15g，远志 15g，天麻 15g，僵蚕 20g，蝉蜕 20g，怀山药 20g，黄芪 35g。7 剂，日 1 剂，水煎服。

三诊时间：2019 年 8 月 20 日。

患者服药 7 剂后，癫痫相关症状明显改善，乏力好转，停药后 2 周癫痫未发作。建议继服二诊方 30 剂，以巩固疗效。

半年后随访，患者癫痫未复发。

【按语】

痫证患者的临床表现为反复、间断神志异常，因发作时患者经常有口中怪叫，声如羊羔，故俗称"羊癫疯"。痫证发作时一般表现为突然意识丧失，严重时出现跌仆、昏迷，身体强直抽搐，伴（或不伴）口吐涎沫，两目上视，部分患者伴有口中怪叫，苏醒后行为、神志如常人。目前癫痫的临床治疗一般以口服药物干预及手术根治为主，即便如此，仍有20%～30%患者的病情得不到有效改善。癫痫发病情况主要依据患者的症状、发病时间、发作频率、年龄大小、正邪斗争情况等因素而有轻重之分。一般来说，年龄小、正气尚盛、发病时间短、发病频率低的患者预后较好，反之则预后较差。中医临床辨治痫证时要根据患者病情的轻重、疾病所处的阶段、标本虚实的不同、三因（因时、因人、因地）的区别确立对应的中医治疗方法。中医学认为，癫痫发作时应遵循急则治其标的原则，予以开窍化痰，息风止痫，同时加以健脾，进入缓解期后则力求治本，强调益气健脾，补肝益肾，豁痰息风。

医案2：黎某，男，46岁。

初诊时间：2019年10月14日。

主诉：癫痫反复发作6年。

现病史：患者6年前受到惊吓后癫痫发作，发作时不省人事，口吐白沫，四肢抽搐，于外院进行脑电图检查显示痫样放电，血液检查未见异常，心电图检查提示窦性心律，头部CT检查未见异常，对症给予抗癫痫药物治疗，此后癫痫反复发作。患者曾辗转多家医院诊治，效果不理想，为求中医治疗来诊。

现患者两次癫痫发作的间隔时间不超过 10 天，每次持续时间为 15～30 分钟，发作时突然昏仆，不省人事，口吐白沫，言语含糊不清，四肢抽搐，平素经常担心，情绪紧张，焦虑，自觉口干口苦，胁肋部不舒，饮食尚可，小便正常，大便溏泄，睡眠尚可。

查体：舌质红，苔白腻，脉细滑。

中医诊断：痫证。

中医辨证：风痰阻络。

治法：涤痰祛风，开窍定痫。

方药：定痫丸加减。黄连 3g，丹参 15g，麦冬 10g，陈皮 15g，石菖蒲 20g，法半夏 12g，茯神 15g，远志 10g，天麻 20g，川贝母 10g，胆南星 6g，僵蚕 20g，全蝎 5g，木香 5g，砂仁 10g（后下），甘草 6g。14 剂，日 1 剂，水煎取汁 200mL，分早、晚两次温服。

二诊时间：2019 年 10 月 28 日。

患者服药后癫痫仍有发作，但发作间隔时间较前延长，1 天前癫痫发作，但持续时间不到 10 分钟，较以前明显缩短，口干、口苦症状较首诊时明显好转，二便已正常，睡眠尚可，饮食可。舌淡红，苔薄白，脉细。初诊方去黄连、木香、砂仁，14 剂。

三诊时间：2019 年 11 月 11 日。

患者仍有癫痫发作，发作间隔时间较前无明显改变，但发作时症状较前减轻，仅表现为突然昏仆，无四肢抽搐，持续时间约 1 分钟。患者近日自觉乏力，有时会出现自汗，小便量可，颜色发黄，大便略干。舌红，苔白腻，脉弦滑。二诊方加黄芪 40g，龙骨 30g（先煎），牡蛎 30g（先煎），14 剂。

四诊时间：2019 年 11 月 25 日。

患者服药后癫痫发作间隔时间延长，现 15 天左右发作 1 次，发作时持续时间不超过 1 分钟，无抽搐，乏力明显改善，自汗较前明显减轻，睡眠略差，口稍苦，二便均已正常。舌淡红，苔薄白，脉细。三诊方加黄连 3g，炒酸枣仁 30g，14 剂。

【按语】

患者最初因受惊吓出现癫痫发作，"惊则气乱"，惊恐至极可导致气机逆乱，气机逆乱可进一步影响脏腑生理功能，脏腑功能失调可导致肝肾阴虚，内生邪风，还会诱发脾胃功能下降，以致精微物质不布，内聚而成痰浊，痰随内生之邪风上扰清窍，蒙蔽心神，故临床上可见患者出现突然昏仆，不省人事。肝主筋，藏血，肝气受损，内生邪风，肝风内动，因此会有四肢抽搐的表现。《医方考》曰：风属肝木，肝木主筋，风热盛于肝，则一身之筋牵掣，故令手足搐搦也。

本病案中患者受惊吓后出现突然昏仆，不省人事，口吐白沫，四肢抽搐不停，舌质红，苔白腻，脉细滑。中医辨病为痫证，辨证属风痰阻络，治法为涤痰祛风，开窍定痫，选用定痫丸加减。定痫丸出自《医学心悟》，由半夏、天麻、茯神、茯苓、川贝母、胆南星、石菖蒲、僵蚕、琥珀粉、陈皮、麦冬、远志、全蝎、朱砂、灯心草、丹参、竹沥、生姜、甘草组成。本案初诊方中胆南星、川贝母能清热化痰，且胆南星兼具解痉之功；半夏、陈皮能温燥化痰，行气宽中；天麻能息风止痫；全蝎、僵蚕属于虫类药，能增强祛风功效；石菖蒲、远志能豁痰开窍；茯神能宁心安神；痫证病久伤阴，麦冬能养阴润燥；痫证日久夹瘀，瘀血阻滞脉络，丹参能活血化瘀，祛瘀生新；患者口干口苦，有肝胆湿热之象，选用黄连清中焦肝胆之湿热；

患者大便溏泄，选用木香、砂仁以健脾化湿；甘草调和诸药。患者二诊时病情好转，大便已正常，故去木香、砂仁，患者口苦等热象已改善，故去黄连。三诊时患者出现气虚乏力，时有自汗，为营卫不和、表虚不能敛汗所致，治疗上加用黄芪、龙骨、牡蛎调和营卫，益气敛汗。四诊时患者睡眠略差，稍有热象，故加炒酸枣仁安神宁心，黄连清心除烦。

医案 3：李某，女，59 岁。

初诊：2020 年 5 月 13 日。

主诉：癫痫反复发作 5 年。

现病史：患者既往癫痫病史 5 年，曾于外院行脑电图检查，可见疑似尖波散在出现，中度异常，头部磁共振检查未见异常。现患者口服"卡马西平"抗癫痫治疗，但仍每 7 ～ 10 天癫痫发作一次，患者癫痫发作时突然昏仆，不省人事，双手颤动，口吐涎沫。患者食欲尚可，小便量可，颜色偏黄，大便干结，情绪及夜寐差，心烦易怒，口干口苦。

查体：舌红，苔黄腻，脉弦数。

中医诊断：痫证。

中医辨证：痰火扰神。

治法：清热泻火，豁痰开窍。

方药：黄连 9g，黄芩 15g，陈皮 15g，栀子 15g，茯苓 15g，龙骨 30g（先煎），枳实 12g，石菖蒲 25g，胆南星 9g，竹茹 12g，半夏 15g，牡丹皮 15g，远志 15g，煅磁石 30g（先煎），甘草 6g。14 剂，日 1 剂，水煎取汁 200mL，分早、晚两次口服。

二诊时间：2020 年 5 月 27 日。

患者自诉服药 14 剂后癫痫发作仍较为频繁，约 8 天发作一次，发作时神志不清，双手颤动。患者仍有心烦易怒，情绪波动大，自觉头晕，口干口苦，夜寐差，小便量可，色偏黄，大便干燥，2～3天一行。舌红，苔黄腻，脉弦数。初诊方加酒大黄6g，天麻20g，僵蚕25g，全蝎6g，蜈蚣1条，15剂。

三诊时间：2020年6月24日。

患者自诉服药后癫痫发作频次较前显著降低，约20天发作一次，发作时无双手颤动，无头晕，神志转清，卡马西平口服量已减，小便清，大便正常，无心烦口苦，夜寐可。舌红，苔薄黄，脉弦。二诊方去酒大黄、牡丹皮、天麻、煅磁石、栀子，28剂。

3个月后随访，患者癫痫发作频次进一步降低，约30天发作一次。半年后随访，患者已续服三诊方50余剂，已停服卡马西平一月余，癫痫未发作。

【按语】

本病案中患者癫痫发作时突然昏仆，不省人事，双手颤动，口吐涎沫，夜寐差，口干口苦，平素情绪差，经常烦躁，脾气大，舌红，苔黄腻，脉滑数，中医辨病为痫证，辨证属痰火扰神，治疗时以清热泻火、豁痰开窍为法，选择涤痰汤加减。方中半夏、胆南星、陈皮能够理气燥湿，行气化痰；黄芩、黄连苦寒，能够泻火除烦；石菖蒲具有宁心开窍的功效；枳实具有破气化痰的功效；竹茹具有清化痰热的功效；茯苓、甘草具有补气健脾的功效；患者情绪差、心烦易怒、口干口苦，皆为肝郁化火的征象，选用牡丹皮、栀子清肝泻火；患者夜寐差，选用龙骨、煅磁石、远志三药宁心安神，镇静。二诊时患者热象较前减轻，但癫痫发作仍较为频繁，发作时双手颤动，仍有心烦易怒，情绪波动大，自觉头晕，口干口苦，加全蝎、僵蚕等虫类药及天麻息风止癫，蜈蚣截风定搐，患者小便黄，大便干，加酒大黄泄热通便。大黄苦寒，不可久用，且不可大剂量使用，以免伤及脾胃，应当小剂量、短时间使用。本案处方合理，疗效明显，患者癫痫发作日渐减少，停用西药后癫痫未发作。

第八节　痹　证

医案1：邹某，女，51岁。

初诊时间：2018年11月26日。

主诉：双下肢关节僵硬疼痛，无法直立行走4个月。

现病史：患者自诉4个月来长时间于河水中清洗衣物，引发双下肢关节僵硬疼痛，双下肢抽筋、麻木，无法直立，每逢雨雪天气症状加重，曾就诊于当地医院，考虑坐骨神经痛，曾在多个医疗机构接受理疗，以及按摩、针刺治疗，效果不明显，为求进一步治疗来诊。

既往史：既往体健。

过敏史：无。

查体：臀大肌萎缩，膝关节肿大，下肢肌肉痉挛，内外展、内外翻、内外旋均会引发剧烈疼痛不适，足背屈伸障碍，跖屈试验（++）。舌质淡，舌体胖嫩，有齿痕，脉濡。

辅助检查：单核细胞百分比3%，中性粒细胞百分比70%，血红蛋白80g/L，淋巴细胞百分比27%，红细胞沉降率（简称"血沉"）36mm/h，类风湿因子（−），抗链球菌溶血素"O"（简称"抗'O'"）250单位。

中医诊断：着痹。

中医辨证：风寒湿袭表，阻滞经络。

西医诊断：坐骨神经痛。

治法：散寒通络，祛风除湿。

方药：附片40g（先煎），生地黄15g，干姜5g，苍术15g，乳香6g，槲寄生15g，黄芪35g，当归15g，川芎12g，牛膝15g，薏苡仁30g，白芍15g，忍冬藤15g，独活12g，防风10g，细辛6g。14剂，日1剂，水煎取汁200mL，分早、晚两次口服。

患者服药3剂，疼痛较前减轻，继服10剂后可扶物行走，疼痛症状显著改善，效不更方。巩固治疗2个月后，患者病情稳定，未再复发。

【按语】

风寒湿痹，顾名思义，就是在风、寒、湿三种致病因素共同作用下，患者出现关节肿大、疼痛，以及行走不利等表现，是一种虚实夹杂的慢性进展性疾病，病程长，迁延反复，不易治愈，临证时应标本兼治，以祛邪为主，但应同时注意益气扶正，以免单一的祛邪治疗损伤正气，只有扶正祛邪兼顾，才能促进患者气血运行，改善疼痛症状，最终实现恢复自主行走的治疗目标。如果治疗时只顾缓解疼痛和快速见效，祛邪太过，损伤正气，则患者正气亏虚、瘀血阻滞的情况会进一步加重，不适症状短暂改善后会再次加重，难以根除。此外，过劳伤气，痹证迁延难愈，与患者劳累过度明显相关，过劳伤脾气，水湿运行不畅，湿浊内生，会加重痹证，所以在用药的基础上要嘱患者避免劳累，合理膳食，劳逸结合，避免房事过度，且应避免接触潮湿或阴冷环境，以免加重痹证。

医案 2：吕某，女，52 岁。

初诊时间：2019 年 11 月 26 日。

主诉：四肢关节疼痛、屈伸不利 2 个月。

现病史：该患者 2 个月前晨起后出现咽喉疼痛，四肢关节疼痛，而后冒雨外出，随即发热寒战，四肢关节红肿，屈伸不利，行走困难，咳嗽气急，咳痰色黄、质稠，胸闷，纳呆，大便干结，小便黄、量少，长期口服止痛药（具体不详）不见好转，近几日受凉后症状加重，故来我院诊治。

既往史：既往体健。

过敏史：无。

查体：咽喉红肿，四肢关节红肿。舌质红，苔黄，脉滑数。

辅助检查：血沉 123mm/h，白细胞计数 13×10^9/L。

中医诊断：湿热痹。

中医辨证：湿聚热蒸。

西医诊断：风湿性关节炎，风湿热。

治法：清热利湿，祛风通络。

方药：薏苡仁 30g，黄柏 15g，桑枝 30g，豨莶草 20g，秦艽 15g，海风藤 15g，秦皮 15g，桂枝 10g，石斛 30g，威灵仙 15g，生石膏 20g（先煎），知母 15g，防己 15g，牡丹皮 10g，金银花 10g，连翘 10g，生地黄 15g，甘草 10g。7 剂，日 1 剂，水煎分早、中、晚 3 次空腹温服，每次约 200mL。

患者服药 1 个月后症状消失，随访半年未见复发。

【按语】

处方中薏苡仁利水渗湿，清热解毒，舒筋除痹；生石膏甘寒清热；牡丹皮清热凉血活血；生地黄、知母甘寒，可清热养阴；石斛滋阴清热；黄柏、秦皮清热燥湿；金银花、连翘清热通痹；桑枝、威灵仙祛风湿，利关节；防己、秦艽、海风藤、稀莶草祛风除湿，合用桂枝解表通络；甘草调和诸药。

医案 3：袁某，女，48 岁。

初诊时间：2020 年 1 月 20 日。

主诉：全身关节酸痛 3 个月。

现病史：患者 3 个月前开始全身关节酸痛，近日腰痛剧烈，全身关节疼痛加重，于外院治疗 20 天后无效，遂来诊。现患者全身关节游走性疼痛，以上肢为甚，麻木不仁，遇雨天时加重，腰脊酸痛，转身艰难，四肢乏力。

既往史：既往体健。

过敏史：无。

查体：面色萎黄，舌淡红，苔薄白，脉弦滑。

辅助检查：尿常规未见异常。血沉 40mm/h，类风湿因子（−），抗"O"500 单位。

中医诊断：行痹。

中医辨证：风寒湿袭表，阻滞经络。

西医诊断：风湿性关节炎。

治法：息风通络，散寒除湿。

方药：独活寄生汤加减。防风 10g，秦艽 10g，桂枝 10g，当归 10g，川芎 10g，杜仲 10g，独活 10g，淫羊藿 10g，麻黄 6g，羌活 6g，细辛 3g，桑寄生 15g。6 剂，日 1 剂，常规水煎服。

二诊时间：2020 年 1 月 28 日。

患者服药后腰痛减轻，关节痛无明显改善。治疗时增强化瘀力量。

方药：防风 10g，当归 10g，白芥子 10g，僵蚕 10g，天南星 10g，桑寄生 10g，寻骨风 10g，天麻 15g，威灵仙 20g，黄芪 20g，蜈蚣 1 条，乌梢蛇 1 条。7 剂，日 1 剂，常规水煎服。

患者服药后病情明显好转，续服二诊方 6 剂，再无复发。

【按语】

《临证指南医案》善用虫类药治痹，虫类药祛痰之功不可低估。二诊时加强化痰祛瘀的治疗，既针对"风寒湿三气杂至，合而为痹也"的基本病机，又顺应痹久聚湿为痰、痰瘀互结的病理变化，方中僵蚕、蜈蚣、乌梢蛇皆为虫类药。药证合拍，故疗效显著。

医案 4：柳某，男，39 岁。

初诊时间：2019 年 12 月 26 日。

主诉：双膝关节疼痛 10 天。

现病史：患者今冬在室外修路，10 天前出现双膝关节疼痛，服中西药（具体不详）后疼痛未缓解，行走艰难，屈伸不利，雨雪天痛势更甚，局部麻木，无肿胀，热敷或气温高时疼痛可减轻。

既往史：3 年前双膝关节摔伤，无药而愈。

过敏史：无。

查体：舌淡红，边有齿印，苔薄白稍腻，脉滑。

辅助检查：血沉、抗"O"未见异常。

中医诊断：痛痹。

中医辨证：风湿袭表，痰湿阻络。

西医诊断：风湿性关节炎。

治法：祛风除湿，温经化痰。

方药：当归 10g，天南星 10g，白芥子 10g，桂枝 10g，川牛膝 10g，赤芍 10g，细辛 3g，生麻黄 5g，白附子 6g，威灵仙 20g，蜈蚣 1 条。5 剂，日 1 剂，水煎服。

二诊时间：2020 年 1 月 2 日。

患者服药后双膝关节痛减，能行走 200 余米。初诊方去桂枝、赤芍，加独活 10g，杜仲 10g，5 剂。

患者前后共服药 20 余剂，服药后可以正常行走，再无复发。

【按语】

痛痹治宜温化寒痰。方中天南星走窜经络，化痰息风；白芥子温化痰浊；白附子祛风痰，逐寒湿；细辛通络散寒化饮；蜈蚣化痰通络。此 5 味药为主药，与方中其他药物配伍，痰瘀得化，络通而寒散，闭阻乃通。

医案 5：杨某，男，49 岁。

初诊时间：2020 年 1 月 13 日。

主诉：周身麻木、疼痛 3 年，加重伴不能站立和行走 1 周。

现病史：患者 3 年来周身麻木、疼痛，以腰部、臀部、四肢关节为重，形寒肢重，伴下肢及手指肌肉萎缩，活动不灵活，变换体位时疼痛症状加重，经常需要扶物或人才能稳住身体。近 1 周病情加重，不能站立和行走，食欲减退，大便不成形，月经量少。

既往史：风湿性关节炎、腰椎骨质增生、坐骨神经痛病史近 10 年。

过敏史：无。

个人史：居住环境寒冷。

查体：面色无华，头发稀疏。舌淡，苔白厚，脉弦紧细。

辅助检查：血沉 55mm/h，抗 "O" 650 单位。

中医诊断：寒湿痹。

中医辨证：寒湿痹阻。

西医诊断：风湿性关节炎，腰椎骨质增生，坐骨神经痛。

治法：散寒祛湿，温经通络止痛。

方药：当归 10g，白芍 15g，附子 6g（先煎），桂枝 10g，制草乌 10g（先煎），制川乌 10g（先煎），络石藤 30g，秦艽 12g，独活 12g，威灵仙 20g，蜈蚣 1 条，全蝎 10g，五加皮 15g，木瓜 15g，炙甘草 10g。5 剂，日 1 剂，水煎服。

二诊时间：2020 年 1 月 19 日。

患者疼痛症状较前改善，四肢可屈伸，能在扶物状态下缓慢行走 10 步以内，多则气短乏力。初诊方去蜈蚣，加白花蛇舌草 20g，5 剂。

三诊时间：2020 年 1 月 24 日。

患者不适症状均改善，可缓慢独立行走，四肢屈伸正常，食欲增加，大便调。继服二诊方，5 剂。

四诊时间：2020 年 1 月 31 日。

患者除周身关节略有疼痛外，余症均改善。舌淡，苔薄白，脉缓而有力。调整方药。

方药：制何首乌 15g，白芍 15g，怀牛膝 15g，槲寄生 30g，当归 10g，山药 30g，薏苡仁 20g，桂枝 9g，杜仲 15g，鸡血藤 30g，续断 9g，炙甘草 10g。5 剂，日 1 剂，水煎服。

五诊时间：2020 年 2 月 6 日。

患者不适症状消失，行走如常。复查血沉、抗 "O" 未见异常。

【按语】

本案患者就诊时形寒肢冷，周身乏力，肢体麻木，活动不利，属于典型的寒湿痹阻证，治疗时应注意温通。患者久居寒冷潮湿之所，寒湿邪气客于腰府，聚集于筋脉经络，久病沉疴，要注意温经通络。患者腰背及四肢麻木、疼痛减轻后，还应注意治疗沉寒旧疾，标本同治，缓而有序，方药随症加减。

医案 6：刘某，男，47 岁，搬运工。

初诊时间：2021 年 4 月 20 日。

主诉：左侧第 1 跖趾关节反复红肿热痛 2 年，加重 6 小时。

现病史：患者平素喜欢吃烤肉，经常喝啤酒，2 年前与朋友吃烤肉、饮酒后首次出现左侧第 1 跖趾关节红肿热痛，不能正常行走，于当地医院就诊后查尿酸 587μmol/L，考虑痛风性关节炎急性发作，给予小剂量激素联合非甾体抗炎药口服，症状改善，后未系统治疗及监测指标变化，近 2 年来关节不适反复发作，并多次于当地医院就诊治疗。6 小时前患者因饮啤酒及吃海鲜而上述情况加重，于当地医院治疗后未见改善，现为求中医治疗来诊。现患者左侧第 1 跖趾关节剧烈疼痛，不能自由活动，口渴喜饮，小便短赤，大便干。

既往史：高血压病史多年，平素口服替米沙坦片联合拉西地平片控制血压。

查体：体温 36.6℃，心率 81 次 / 分，呼吸 19 次 / 分，血压 140/80mmHg，神志清楚，语言流利，痛苦面容，双肺听诊未闻及杂音，心脏各瓣膜听诊区未闻及杂音，腹软，无压痛，左侧第 1 跖趾关节局部肿大，皮色偏红，局部皮温高于周围皮肤组织 1 ～ 2℃。舌红，苔黄腻，脉滑数。

辅助检查：超敏 C 反应蛋白 32.6mg/L，血沉 25mm/h。

中医诊断：痹证。

中医辨证：湿热内蕴。

西医诊断：痛风性关节炎急性发作。

治法：清利湿热，活血通络止痛。

方药：黄柏 10g，威灵仙 25g，牛膝 20g，穿山龙 25g，佩兰 10g，土茯苓 30g，当归 10g，淡竹叶 15g，苍术 15g，山慈菇 15g，滑石 25g（先煎），络石藤 25g，青风藤 15g，通草 25g。每日 1 剂，水煎取汁 300mL，分早、晚两次口服，连续服用 10 天。

其他治疗：口服双氯芬酸钠缓释片对症镇痛治疗。

二诊时间：2021 年 4 月 30 日。

患者服药 3 天后疼痛症状即显著改善，继续服药 7 天后症状进一步改善，现仅有轻度疼痛，活动度较前显著改善。舌红，苔微黄，脉滑。效不更方，10 剂。

三诊时间：2021 年 5 月 10 日。

患者关节疼痛及红肿症状完全消失。舌淡苔薄，脉微滑。停止双氯芬酸钠缓释片及中药口服治疗，指导患者低嘌呤饮食，适当运动，戒烟，规律起居。

患者服药 1 个月后复查血尿酸恢复正常。随访 3 个月无复发。

【按语】

患者喜食海鲜，好饮啤酒，致湿热内蕴，治疗时以清热利湿为主，方用三妙丸加减以清热利湿，加滑石、通草、佩兰、淡竹叶增强清热祛湿之功，加威灵仙、穿山龙、山慈菇、络石藤、青风藤、土茯苓利湿通络，加当归活血。

医案 7：董某，67 岁，个体从业人员。

初诊时间：2021 年 10 月 25 日。

主诉：双侧第 1 跖趾关节肿大、疼痛、活动受限 12 年，加重伴腰膝酸痛、双下肢轻度浮肿 1 年。

现病史：患者既往痛风病史 12 年，第 1 跖趾关节肿大、疼痛、活动受限，影响关节屈伸，自行口服药物（具体不详）后未缓解，1 年前开始出现多关节不适，腰膝酸痛，双下肢浮肿，于当地医院查血肌酐 196μmol/L，诊断为痛风肾病，反复治疗效果不佳，现为求中医治疗来诊。患者反复多关节疼痛、红肿，膝关节及第 1 跖趾关节尤其明显，肢体疼痛，活动受限，伴腰膝酸软，尿频，起夜 3～4 次，尿中泡沫增多，双下肢轻度浮肿，食欲减退，体倦乏力，大便溏。

查体：多关节皮温高。舌暗淡，苔白，脉沉。

辅助检查：血生化分析提示血肌酐 211μmol/L，尿素 12.0mmol/L，尿酸 610μmol/L。尿常规示尿蛋白（+++），24 小时尿蛋白定量 3g。

中医诊断：痹证。

中医辨证：脾肾两虚，痰瘀阻络。

西医诊断：痛风肾病。

治法：益气健脾补肾，化瘀祛痰，通络止痛。

方药：黄芪 40g，薏苡仁 35g，熟地黄 20g，土茯苓 25g，山茱萸 15g，山药 20g，赤芍 15g，黄柏 12g，蕲蛇 12g，当归 25g，秦艽 12g，地龙 15g，僵蚕 10g，水蛭 6g，丹参 12g，萆薢 30g，红花 15g。10 剂，日 1 剂，水煎分 3 次服用。

其他治疗：口服别嘌醇、布洛芬对症治疗。

医嘱：注意低嘌呤饮食，适量饮水。

二诊时间：2021年11月6日。

患者多关节疼痛症状显著改善，仍下肢浮肿，尿频，尿中泡沫增多，周身乏力，大便不成形，肢体沉重。舌暗淡，苔白，脉沉细。初诊方加淫羊藿15g，巴戟天15g，炒白术20g，茯苓15g，前两者补肾强腰、壮阳健骨，后两者健脾运化水湿，20剂。

三诊时间：2021年11月26日。

患者自诉服药后诸症显著改善，关节疼痛减轻，腰膝酸软、乏力症状改善，双下肢浮肿也较前改善。复查血生化分析示血肌酐178μmol/L，尿素氮9mmol/L，尿酸425μmol/L。二诊方去土茯苓，14剂。

随访半年未复发，血肌酐稳定在130～150μmol/L。

【按语】

患者病程较长，痹证日久，气血运行不畅，痰浊瘀血痹阻经络，可出现关节肿大畸形。经络不通，气血不畅日久，可致脾肾两虚，治疗时以益气健脾补肾、化瘀祛痰、通络止痛为法，用六味地黄丸中的三味补药补脾肾之虚，配合化瘀祛痰、利湿通络舒筋之品，共筑奇效。

医案8：贾某，男，35岁。

初诊时间：2021年11月20日。

主诉：右踝关节红肿热痛1个月，加重2天。

现病史：患者平素喜食海鲜及肥甘厚味，1个月前无诱因突发右侧踝关节疼痛不适，疼痛呈针刺样，伴红肿，局部皮温增高，夜间明显，于当地医院查血尿酸475μmol/L，给予"美洛昔康"对症治疗后症状改善。2天前患者吃刺激性食物后上症加重，现患者右侧踝关节针刺样疼痛，伴红肿，夜间明显，饮食可，睡眠欠佳，小便正常，大便黏滞不爽。

既往史：高血压病史 2 年，未监测及治疗。

过敏史：青霉素过敏。

家族史：否认家族遗传病史。

个人史：无吸烟史，平日好饮酒，以饮啤酒为主，平均每周饮 5 瓶左右。

查体：形体肥胖，右侧踝关节局部皮温较高。舌红，苔黄，脉数。

中医诊断：湿热痹。

中医辨证：湿热下注，瘀血阻络。

西医诊断：痛风。

治法：清利湿热，活血通络。

方药：苍术 20g，白术 20g，川、怀牛膝各 20g，炒薏苡仁 30g，当归 10g，赤芍 10g，桃仁 15g，红花 15g，益母草 30g，枳壳 10g，炙甘草 10g。7 剂，水煎服。

二诊时间：2021 年 11 月 28 日。

患者服药 5 剂后已能下地活动，服药 7 剂后疼痛减轻，右踝关节活动自如。复查血尿酸 420μmol/L，C 反应蛋白 11mg/L，血沉 15mm/h，续服初诊方 7 剂。

【按语】

患者形体肥胖，素体痰湿较盛，又过度饮酒，夜间刺痛甚，是湿热血瘀之邪留滞的表现，治疗时以清利湿热、活血通络为主，方用四妙丸合身痛逐瘀汤加减，另用枳壳调畅气机，白术健脾利湿，赤芍、益母草凉血活血。

第九节 痿 证

医案 1：王某，女，49 岁。

初诊时间：2020 年 3 月 30 日。

主诉：双侧眼睑下垂 3 个月，加重伴咀嚼、吞咽困难 1 周。

现病史：患者 3 个月前晨起洗漱时突然发现双侧眼睑交替性下垂，于当地诊所进行针刺联合物理治疗后未见明显好转，后自行至省级医院就诊，查新斯的明试验阳性，肌电图未见异常，胸部 CT 示双肺纹理增粗，余未见异常，诊断为重症肌无力，给予"溴吡斯的明"口服治疗，每次 80mg，每日 3 次，服药后眼睑下垂较前有所缓解，但 1 周前病情加重，同时出现渐进性咀嚼及吞咽困难，为求进一步治疗来诊。现症见双侧眼睑交替性下垂，伴咀嚼、吞咽能力下降，难以自主进食，进食需借助药物（溴吡斯的明）维持，复视，体倦乏力，着凉后上述症状加重，夜眠尚可，小便量可，大便略稀。

既往史：2 型糖尿病病史多年，目前口服二甲双胍片降糖，每次 0.5g，每日 2 次，血糖控制可。否认高血压等病史。

过敏史：否认过敏史。

个人史：无吸烟、饮酒史，无其他不良习惯。

查体：双眼睑下垂，神经系统检查未见明显异常。舌质红，苔腻，脉沉细。

辅助检查：头 CT 未见异常。

中医诊断：痿证。

中医辨证：脾肾亏虚，湿热蕴结。

西医诊断：重症肌无力Ⅱb型。

治法：补肾健脾，清热利湿。

方药：黄芪45g，枳壳15g，陈皮15g，麸炒白术20g，莲子25g，桔梗15g，麸炒薏苡仁30g，蒲公英15g，羌活15g，菊花15g，防风15g，山药25g，山茱萸15g，当归20g。7剂，水煎取汁300mL，分早、晚两次口服，每日1剂。

二诊时间：2020年4月6日。

患者用药1周后自觉双眼睑下垂较前明显改善，咀嚼、吞咽困难有所减轻，体倦乏力改善，双眼仍有复视，大便已成形。舌质红，苔黄，脉沉或弦细。

中医辨证：脾肾亏虚，痰瘀阻络。

治法：健脾益肾，化痰祛瘀。

方药：炙黄芪50g，当归10g，山茱萸15g，川芎10g，木瓜20g，野菊花15g，白术25g，枳壳15g，乌梅15g，桔梗15g，蒲公英30g，防风10g，升麻6g，枸杞子15g，益母草25g，陈皮15g。10剂，水煎取汁300mL，分早、晚两次口服，每日1剂。

2周后随访，患者用药后双眼睑下垂症状完全缓解，咀嚼及吞咽功能显著改善，已回归正常生活。

【按语】

西医学认为，重症肌无力的病因为抗乙酰胆碱受体抗体（AchR-Ab）介导下的神经-肌肉传导通路出现异常，该病是一种少见的自身免疫病，中医学将其归于"痿证"范畴。痿证在临床上主要表现为单侧或双侧眼睑下垂，四肢疲软乏力，晨起时症状较轻，傍晚时症状相对较重，病情会逐渐加重，可出现咀嚼、吞咽困难，部分患者可出现吐字不清等情况。关于痿证的中医病机，杨泽华认为大多数患者素体本虚，加上平日劳累过度或饮食没有节制，脾胃功能受损，复感风寒，引发筋脉失养。痿证的根本病机为脾肾两虚。脾位处中焦，是全身气血生化的源头，同时也是调节气机升降的交通枢纽。如果脾气充足则肺津有源，肝肾均能得到滋养，筋脉有给养，则见各关节通利自如；如果脾失健运，津液不得输布，全身关节失于濡养，则见活动不利。眼睑属脾，脾为气机之枢纽，脾气主升，脾虚升举失常，故见眼睑升提乏力，交替下垂，治疗时应注重补益脾肾，兼清湿热。

患者服初诊方后双眼睑下垂等症状减轻。陈无择认为，人体其外主要由皮毛、血脉、筋膜、肌肉、骨髓构成，其内则由肝、心、脾、肺、肾等脏器主导，五内精血虚耗，会让人体的皮血、筋骨、肌肉痿弱，不能自主活动，故致痿证，认为痿证由脏腑亏虚引发。患者痿而不任用，亦无痛楚，此血气之虚也。本案患者脾虚无以运化水谷精微，气血失去化生源头，肌肉筋脉失于濡养，杨泽华二诊时重用炙黄芪为君以益气升阳，气能行血，气血旺盛则有利于脾气充盈，再用白术滋养脾土，可让气血化生有道；枸杞子、山茱萸可滋补肝肾阴津；当归既能补血，又能活血，气血兼顾；枳壳行气，陈皮健脾，补而不滞；升麻、防风升举阳气，并引药上行；川芎、益母草可行气活血，使血脉通利；乌梅、木瓜、桔梗可化湿通络；湿久化热，加野菊花、蒲公英清热。诸药配伍可健脾益肾，化痰祛瘀，肌肉筋脉得濡养而强健，故可获得满意疗效。

医案 2： 王某，女，45 岁。

初诊时间：2021 年 3 月 4 日。

主诉：四肢乏力、无法自主运动 2 年。

现病史：患者 2 年前无诱因突发四肢疲软乏力，无法自主运动，四肢肌肉均稍见萎缩，平素少气寡言，四肢无力，食欲减退，大便溏，每日 2～4 次，夜寐不佳，每日睡眠不足 6 小时，自觉舌体胖大。

既往史：高血压病史 2 年，平素口服替米沙坦片降压，每次 40mg，每日 1 次，血压控制可。否认冠心病、2 型糖尿病病史。

过敏史：否认过敏史。

个人史：无吸烟、饮酒史，无其他不良习惯。

月经史：月经不规律且量少，颜色可。

查体：血压 130/80mmHg。神经系统检查未见明显异常。舌质淡红，中后部舌苔黄厚，边有齿痕，脉沉细。

辅助检查：头 CT 未见异常。肌电图（EMG）可见四肢肌肉出现大量肌强直电位，提示四肢轻度肌源性改变，神经传导功能正常。脊髓体感诱发电位（SSEP）及运动诱发电位（MEP）提示四肢感觉传导及锥体束传导通路均未见明显异常。

中医诊断：痿证。

中医辨证：湿热壅盛。

西医诊断：强直性肌营养不良。

治法：清热利湿，活血行瘀，通利经脉。

方药：加味二妙散合四物汤加减。苍术 10g，黄柏 15g，绵萆薢 15g，当归 25g，川芎 15g，白芍 20g，生薏苡仁 30g，牛膝 15g，甘草 10g。15 剂，水煎取汁 300mL，分早、晚两次口服。

二诊时间：2021 年 3 月 20 日。

经治疗，患者四肢的力量较前明显增强，食欲改善，夜间睡眠可。舌淡红，舌苔中部略黄腻，脉沉细。血压 135/89mmHg。初诊方去熟地黄，加太子参 20g，黄芪 35g，10 剂。

【按语】

杨泽华认为，本案以脾虚为本，以水湿及热为标。患者出现少气懒言、食欲减退、便溏等，是脾胃虚弱，湿热阻滞中焦的表现。四肢及肌肉的濡养都有赖于脾生理功能的正常运行，脾是后天之本，气血生化的本源，若脾气虚弱，不能运化水谷，精津生成不足，则无以濡养四肢筋骨，导致四肢无力、肌肉瘦削等。本案治疗时以清热利湿、活血行瘀、通利经脉为法，开生化之源，气血津液生化有源则筋脉肉骨得养，方用加味二妙散合四物汤加减。方中牛膝引药下行，利湿活血；苍术、黄柏、绵革薢祛风除湿，通利关节，兼有行水的功效，黄柏还能帮助苍术清热燥湿；生薏苡仁健脾利水；熟地黄、川芎、白芍、当归养血活血；甘草调和诸药。二诊时去掉熟地黄以防滋腻过甚，加黄芪、太子参补益脾气，进而促进生血、填精髓、壮筋骨。

医案 3：张某，女，46 岁，农民。

初诊时间：2021 年 4 月 20 日。

主诉：双下肢乏力 8 年，加重伴舌颤、头晕 2 年。

现病史：患者 8 年前无明显诱因自觉双下肢乏力，起初未在意，后自觉逐年加重，曾于某三甲医院完善肌电图检查提示下肢肌肉无自发电位，但运动时限明显增宽，神经传导速度明显降低，诊断为运动神经元病，经西医治疗，症状无明显改善。2 年前开始症状加重，四肢乏力，以双下肢为重，四肢腱反射减弱，肌肉瘦削，不能自主行走，外出需要靠亲属用轮椅推扶，

舌颤，头晕，干咳无痰，饮食尚可，夜寐不佳，小便可，24小时尿量约1800mL，大便秘结，2～3日一行，

既往史：高血压病史1年，平素口服硝苯地平缓释片降压，每次20mg，每日2次，血压控制可。否认2型糖尿病、冠心病病史。

过敏史：否认过敏史。

个人史：无吸烟、饮酒史，无其他不良习惯。

查体：血压135/80mmHg。神经系统检查未见明显异常。舌质淡，苔白，脉弦滑。

中医诊断：痿证。

中医辨证：脾肾亏虚，精血不足。

西医诊断：运动神经元病。

治法：健脾补肾，填精补血。

方药：太子参20g，龟甲胶15g（烊化），枸杞子20g，鹿角胶15g（烊化），当归25g，珍珠母20g（先煎），陈皮15g，竹茹12g，茯苓30g，莱菔子15g，焦山楂20g，六神曲15g，桔梗10g，土鳖虫15g，鸡内金20g，白芍20g，丹参20g，甘草10g。10剂，水煎取汁300mL，分早、晚两次口服。另予中成药虎潜丸口服，每次20～25粒，每日2次。

二诊时间：2021年5月10日。

患者服用初诊方后，四肢乏力症状明显改善，停药后再次加重，伴颈项活动僵硬，周身肌肉萎缩，食欲减退，干咳，胸闷气短，近1周时有脑鸣，夜寐差，小便可，大便干，3～4日一行。舌红，苔薄白，脉细。

方药：太子参20g，陈皮15g，茯苓30g，莱菔子15g，焦山楂15g，连翘15g，煅龙骨25g（先煎），半夏15g，制龟甲

20g（先煎），当归 20g，肉苁蓉 20g，锁阳 15g，丹参 20g，鸡血藤 30g，桑寄生 15g，生白芍 15g，郁金 15g，山茱萸 20g，黑芝麻 20g，甘草 10g。10 剂，水煎取汁 300mL，分早、晚两次口服。

医嘱：患者家属除对患者的日常起居进行细致护理外，还应关注患者的情绪变化，因其肢体乏力，活动不便，患者对预后的担忧、对无法自理的愧疚等，可能引起焦虑、不安等负面情绪，要通过书籍、影视剧、音乐等转移患者的注意力，并耐心开导患者保持积极乐观的心态，树立战胜疾病的信念。

【按语】

中医学没有运动神经元病这一病名，但是根据其病理特点及临床症状，考虑归属"痿证"范畴。对于本病的治疗，根本目的在于延缓疾病发展，延长生存期，提高生活质量。本例患者为年轻女性，早期仅可见肝肾阴虚之表象，病情较轻，但应注意防止病情进一步发展，做到防微杜渐，治疗时予保和丸、鸡内金、竹茹、桔梗以化痰消食，助脾化湿以生气血，同时兼顾下焦阴虚风动之象，加用土鳖虫、丹参以活血通经，白芍配伍当归，既有滋补阴津的功效，又有补血的功效，太子参补气，龟甲胶、枸杞子、鹿角胶滋补肝肾，珍珠母平肝息风安神，甘草调和诸药，兼护脾胃之气。随着时间推移，患者的病情可能会逐渐加重，若以后出现肝肾阴虚、筋驰骨枯之象，可加用菟丝子、杜仲、巴戟天补肾阳，同时予以木香消滞理气，防止用药过于滋腻。

第十节　颤　证

医案 1：季某，女，69 岁。

初诊时间：2021 年 2 月 11 日。

主诉：反复左下肢僵硬、震颤 3 年，加重 1 周。

现病史：患者 3 年前无诱因突发左下肢僵硬，常不受控制地出现震颤抖动，越在意，越想干预，症状反而越重，表现为肢体关节拘挛僵硬，适当走动后可稍缓解。患者行动缓慢，正常活动受限，起立或坐下时动作艰难，手部精细活动无法自主完成，曾于外院住院治疗，完善 MRI 提示脑白质脱髓鞘改变，考虑为帕金森病，给予"多巴丝肼片"口服治疗，症状缓解不明显，为求中西医结合治疗来诊。患者就诊时症见左下肢僵硬，常不受控制地出现抖动，正常活动受限，周身乏力，两胁肋胀闷不舒，经常叹气，目涩耳鸣，腰膝酸软，饮食可，夜间睡眠差，大小便未见异常。

既往史：高血压病史多年，血压最高 200/100mmHg，平素应用氨氯地平片联合缬沙坦分散片降压治疗，血压控制尚可。否认冠心病、2 型糖尿病病史。

个人史：无不良嗜好。

查体：血压 140/90mmHg，意识清楚，面色少华，表情淡漠，左下肢不自主抖动，行动受限，慌张步态，四肢肌力未见异常，左下肢肌张力明显升高，有铅管样强直改变，注意力集中时症状会明显加重，双下肢感觉功能未见异常，腱反射无异常，病理反射未引出，颈软，无抵抗。舌暗红，苔薄白，脉弦细。

中医诊断：颤证。

中医辨证：肝肾阴虚。

西医诊断：帕金森病。

治法：滋阴补肾，平肝息风。

方药：天麻20g，钩藤15g（后下），北柴胡15g，独活15g，石决明25g（先煎），牛膝20g，盐杜仲15g，当归20g，生地黄20g，白芍30g，磁石30g（先煎），酸枣仁12g，生龙骨45g（先煎），生牡蛎45g（先煎），炙甘草10g。15剂，日1剂，水煎取汁200mL，分早、晚两次口服。

二诊时间：2021年2月27日。

患者服药3天后，自诉左下肢僵硬、颤震症状较初诊时有所缓解，叹息频次明显减少，腰膝酸软、乏力也较前改善。舌红，苔少，脉弦细。初诊方改牛膝25g，加山茱萸15g，山药15g，枸杞子20g，10剂。

三诊时间：2021年3月8日。

患者肢体僵硬及不自主颤动较前明显改善，胸闷气短、胁肋胀闷不适显著改善，未再有明显耳鸣。舌红，苔少，脉弦微数。稍加益气活血之品，二诊方去北柴胡，加熟地黄20g，10剂。

四诊时间：2021年3月18日。

肝风之证已减，腰膝酸软、耳鸣、眩晕等肾阴不足症状较为突出。继服三诊方，巩固疗效。

【按语】

颤证多由感受风邪致病，与肝密切相关，临证需要注意辨别虚实。本案患者为老年女性，临床表现为左下肢体僵硬，常不受控制地抖动，表情淡漠，行动缓慢，正常活动受限，周身乏力，两胁肋胀闷不舒，经常叹气，目涩耳鸣，结合舌脉，符合肝肾阴虚之证，治以滋阴补肾，平肝息风。处方中天麻入肝经，可平抑肝阳，养阴息风，同时具有化痰通络、调理气血之功。钩藤具有平肝息风、清热止痉之效，与天麻共为君药，可增强平肝息风之效。石决明可清肝明目，平肝潜阳，加强平肝息风之力。牛膝引血下行，活血通淋，使肝阳得降。盐杜仲能够补肝益肾，强壮筋骨。独活性辛味苦，可祛风除湿，通痹止痛，同时因其气味雄烈，芳香四溢，又可宣通百脉，调和经络。酸枣仁安神。生龙骨、生牡蛎、石决明、磁石性沉降，既能息风止颤，又能镇静安神，与君药配伍能够较好地息风止颤。因患者病因为肾水不足，水不涵木，因此加生地黄以滋补肾阴，清虚热。白芍与甘草配伍，有敛阴增液、舒缓筋脉的效果。北柴胡有辛温发散的作用，配伍白芍能收敛护阴，还有助于缓和柴胡升散之力。当归可活血。

　　肾为先天之本，主纳气，是人体元气之根本。随着年纪逐渐增长，人体先天之精气逐渐损耗，日渐衰老，同时在生命活动的进行过程中，不可避免地会遭受七情、六淫、饮食失调、劳倦、时疫毒气等的干扰或侵袭，进而逐渐导致肾虚精伤。肾精亏虚，脑失荣养，水不涵木，上下俱虚，可引发眩晕、耳鸣、腰膝酸软等症状。赵献可的《医贯》说：肾虚不能制水，则水不归原，如水逆行，洪水泛滥而为痰。赵献可认为内风的形成与肾虚阴痰内生有很大关系，肾阳不足，风邪才会携痰阻滞脉络，导致经络不通，引发肌肉强直、肢体震颤等。肾阳不足，又可使火不生土，日久导致脾阳受损，脾虚则气血生化无源，筋脉骨骼失于濡养，逐渐出现肢体活动缓慢等症状。由此可知，肾虚是颤证发病的根本，同时颤证又与肝、脾等脏腑密切相关。肾病传脾，气血生化不足，气血两亏，脉络失养，筋脉拘挛，可导致肢体强直拘急，屈伸不利，面色暗淡，表情呆滞，络脉瘀阻，肾虚血瘀，则舌强、言语不利。肾虚能够诱发血瘀，血瘀反过来又能够进一步加重肾虚，二者互相干扰，互为因果。

医案 2：杨某，男，77 岁。

初诊：2021 年 4 月 7 日。

主诉：全身震颤 20 多年，加重伴心下胀闷不舒 2 个月。

现病史：患者 20 多年前无诱因出现全身震颤，于当地医院住院治疗好转后出院。多年来病情时好时坏。2 个月前病情加重，伴心下胀闷不舒，于门诊应用中药汤剂、针刺及西药（具体不详）治疗，均未取得满意疗效，现为求进一步治疗来诊。患者周身不自主颤动，无法独自站立，活动缓慢，自觉心下痞硬、胀闷不舒，口干苦，纳差，大便干结，2～3 天一行，眠可。

既往史：2 型糖尿病病史 20 余年，应用精蛋白重组人胰岛素混合注射液早 16U（胰岛素单位，下同）、晚 16U 皮下注射降糖，血糖控制尚可；高血压病史 20 余年，目前应用氯沙坦钾联合氨氯地平早、晚各 1 片降压治疗。

个人史：无不良嗜好。

查体：意识清楚，精神萎靡，面色苍白，语声低微，头部及双手不自主震颤，且幅度较大。舌质暗红，苔黄腻，脉细数。

辅助检查：头 CT 未见异常。

中医诊断：颤证。

中医辨证：肝风内动，阴虚络阻。

西医诊断：帕金森病。

治法：疏肝理气，调补三阴，活血通络。

方药：柴胡桂枝鳖甲汤加减。钩藤20g（后下），土鳖虫10g，焦山楂15g，桂枝12g，白芍25g，炙甘草10g，木香15g，砂仁12g（后下），茯苓30g，炒麦芽15g，鳖甲15g（先煎），干姜15g，黄连6g，附子6g（先煎），牡丹皮12g，柴胡15g，桃仁15g，菊花25g，陈皮15g。5剂，水煎取汁200mL，分早、晚两次口服。

医嘱：注意摄入有助于促进消化的食物。

二诊时间：2021年4月15日。

患者服用中药治疗3天后，自觉口苦症状减轻，心下满闷略有改善，仍觉口干舌燥，食欲有所增加，大便略干。舌质暗红，苔腻，脉细数。考虑患者肝火较前减轻，脾胃功能逐渐改善。初诊方去木香、砂仁、菊花，改黄连10g，干姜10g，加决明子25g，7剂。

三诊时间：2021年4月27日。

患者服药后，自诉口干舌燥较前明显改善，但仍时有心下痞硬，胸闷。舌质暗，苔厚，脉弦滑。二诊方去黄连，7剂。

四诊时间：2021年5月9日。

患者本次来诊，自诉口苦进一步减轻，但仍觉心下满闷不舒，大便较前改善，隔日一行，食欲及睡眠可。舌红，苔黄腻，脉数。三诊方加肉苁蓉15g，5剂。

五诊时间：2021年5月13日。

患者连续用药多日，现全身症状显著缓解，口干也明显缓解，自诉未再有心下满闷症状，无口苦，食欲较前明显改善，睡眠时间也较前显著增加，大便同前，仍隔日一行。舌暗红，苔黄厚，脉细数。四诊方加淫羊藿15g以温阳通便，7剂。

六诊时间：2021 年 5 月 21 日。

患者用药后，震颤症状显著好转，饮食及睡眠情况改善，目涩，大便略干燥。舌暗红，苔厚润，脉弦而数。考虑患者中焦运化功能不调，五诊方加白术 6g，10 剂。

【按语】

《黄帝内经》认为诸风掉眩，皆属于肝。《赤水玄珠》认为肝木之火偏盛，而肾阴不足，上实下虚，实者为痰火，虚者为肾阴亏虚，颤证的病机为本虚标实，下虚上实，治疗时应清上补下，兼顾扶正祛邪，标本同治。本案患者为老年男性，素体亏虚，且合并高血压、糖尿病病史数十年，脏腑功能失调，脾胃虚弱，运化无力，气血生化乏源，气血亏虚则脾土无以补肝木，同时肾精亏虚，肾水不能涵养肝木，导致肝火过盛，肝阳上亢，筋脉失养，出现不自主震颤。临证时，杨泽华认为要疏肝理气，补肝脾肾三脏之阴，同时活血通络。初诊时给予柴胡桂枝鳖甲汤加减，加干姜、附子清肝理气，温补脾肾，黄连清泻肝火，木香、砂仁理气护脾胃，菊花、钩藤平肝止颤，桃仁、牡丹皮、土鳖虫顾护脾胃，生津活血，陈皮、炒麦芽、焦山楂健脾胃，消食滞，除满闷。二诊时患者口苦、心下满闷症状改善，大便仍干，调整方药，其中加决明子意在清肝明目，泄热通便。患者随后几次就诊，症状均显著改善，唯独大便仍偏干，故先后加肉苁蓉、淫羊藿温阳通便。杨泽华强调，临床治疗时要在疏肝理气、调补三阴、活血通络的基础上随症加减。不过本案患者年龄大，基础病多，素体亏虚，用药干预后仅能在最大程度上改善症状，无法根治。

第十一节 感 冒

医案 1：张某，男，35 岁。

初诊时间：2019 年 10 月 23 日。

主诉：鼻塞、发热 3 天。

现病史：患者 3 天前因着凉出现鼻塞不通气，只能张口呼吸，自用"雷诺考特"后未见明显改善，且出现轻度胸闷气短，伴发热恶寒，最高体温 37.9℃，周身倦怠无力，头晕，咳嗽咳痰，痰少色白，不易咳出，

既往史：过敏性鼻炎病史多年，间断应用雷诺考特喷剂治疗，平时常出现鼻塞不适。

查体：舌淡，苔白，脉濡弱。

中医诊断：感冒。

中医辨证：素体阳虚，风寒湿袭表。

治法：温阳散寒解表，祛风除湿通鼻。

方药：麻黄 5g，辛夷 10g，苍耳子 8g，炙附子 15g（先煎），羌活 10g，苍术 10g，防风 6g，白芷 10g，川芎 10g，细辛 3g，桂枝 10g，苦杏仁 10g，生薏苡仁 30g，生姜 5 片，生甘草 5g。5 剂，日 1 剂，水煎取汁 200mL，分早、晚两次口服。

其他治疗：停止使用雷诺考特。将适量风油精涂在迎香穴上，每天 4 次，并用少量风油精熏蒸鼻孔，每次 4 分钟，每天 5～6 次。

二诊时间：2019 年 10 月 28 日。

患者用药后轻微汗出，体温逐渐降至正常范围内，头晕症

状改善，仍有咳嗽咳痰、胸闷气短，但症状较前明显减轻，鼻子已有一侧通气，可正常呼吸，但夜间平卧或早起时仍觉鼻塞不通气。初诊方加黄芪35g，鹿角胶15g（烊化），炙紫菀12g，款冬花12g，14剂。

三诊时间：2019年11月15日。

患者鼻塞完全消失，晨起时偶有一侧鼻子不通气，但站起活动后可逐渐改善。二诊方不变，再予14剂巩固治疗。

【按语】

感冒是风邪侵袭肺卫引发的外感疾病，是临床常见病、多发病，患者常有鼻塞、咽痛、流涕、发热、头痛、恶寒、周身不适等症状，轻者可自愈，重者可能出现神昏、高热，最严重时可能会危及生命。

本案患者平素阳气亏虚，又感受风寒之邪，体内寒湿与风邪交织于肺，痰湿蕴结，久之影响肺正常的宣降功能，使鼻窍不通。初诊时给予麻黄附子细辛汤合九味羌活汤加减以温阳散寒解表，兼祛风除湿通鼻，如此既能快速退热，又能改善临床不适。《灵枢·脉度》云：故肺气通于鼻，肺和则鼻能知臭香矣。可见，肺为娇脏，是脏腑之华盖，而鼻在肺之高位，常规药物不能触及，采用熏蒸及外用药物治疗能够利用药物的特定属性，对鼻腔病灶直接产生刺激，达到通络、调气血等治疗效果。风油精具有特殊香气，味亮且辣，有辛凉祛风、通鼻的功效，将其涂在迎香穴及鼻腔局部，不仅可以有效缓解鼻塞不适，而且经济实惠，患者接受度高，有助于巩固鼻炎的临床治疗效果。患者服初诊方后症状明显改善，二、三诊乘胜追击，加强温阳化痰之力，进一步提高疗效。此案方证统一，治疗上内外兼备，因此疗效颇佳。

医案 2：刘某，女，45 岁。

初诊时间：2019 年 4 月 25 日。

主诉：发热 2 天。

现病史：患者 2 天前着凉后出现发热，怕冷，就诊时体温 38.8℃，周身关节酸痛，头晕，无汗出，咳嗽有痰，痰色黄，量尚可，鼻塞，口干，没有明显咽痛不适。

查体：舌暗红，苔黄微腻，脉滑。

辅助检查：血液分析提示白细胞计数 $10.2×10^9/L$，中性粒细胞百分比 78.4%。胸部 X 线片未见异常。

中医诊断：感冒。

中医辨证：风寒袭表，痰湿内蕴。

治法：解表散寒，疏风化湿，清热化痰。

方药：羌活 10g，生甘草 6g，防风 10g，生薏苡仁 30g，细辛 4g，苍术 10g，黄芩 12g，冬瓜子 25g，桑白皮 15g，地骨皮 12g，芦根 30g，川芎 10g，白芷 10g，桃仁 10g，金荞麦 30g。3 剂，日 1 剂，水煎取汁 200mL，分早、晚两次口服。

二诊时间：2019 年 4 月 28 日。

患者用药后汗出，体温恢复正常，头晕、鼻塞及关节酸痛的症状也较前明显改善，稍有咳嗽，无发热，无其他不适症状。再予初诊方 7 剂，以巩固治疗。

【按语】

患者因天气突然变化，早晚温差大而着凉，风寒之邪侵犯肺卫，痰湿内蕴，郁而化热，营卫失和。风寒邪气袭表，邪气不出，腠理不开，阳气不能外达，导致患者恶寒怕冷，发热而无汗出。外邪壅滞，气血运行受阻，因此周身关节酸痛不适，头晕，鼻窍不通。邪气侵犯肺卫，灼液成痰，进而生热，故见咳嗽、咳黄痰、口干。治疗时应用九味羌活汤发汗祛湿，兼清里热，加千金苇茎汤及泻白散以清肺热，化痰止咳，达到在祛表邪的同时清里热的目的，方药与证型相符，故可达到表里双解的治疗目的。

医案 3：王某，女，40 岁。

初诊时间：2019 年 11 月 5 日。

主诉：恶寒发热、咳嗽 2 天。

现病史：患者 2 天前受冷、受风后出现恶寒发热，体温最高 39.9℃，燥热，咳嗽咳痰，痰黄而黏腻，不易咳出，咽痛，汗不多，四肢酸胀，头晕头痛，缺乏食欲，倦怠乏力，口干苦，小便量可，大便干，查血液分析提示白细胞计数 5.9×10⁹/L，中性粒细胞百分比 45.1%，淋巴细胞百分比 50%，C 反应蛋白6mg/L，经西医抗病毒治疗未见明显改善，且用药后胃部不适，反复呕吐，为求中医治疗来诊。现患者寒战高热，少汗，反复咳嗽，咳少量黄痰，咽部疼痛，口干苦，小便量可，色偏黄，大便干。

查体：咽部红肿。舌红，苔黄腻，脉滑数。

中医诊断：感冒。

中医辨证：表寒里热。

方药：荆芥 10g，前胡 10g，淡豆豉 12g，生石膏 30g（先煎），知母 10g，连翘 15g，金银花 15g，藿香 15g，佩兰 12g，柴胡 15g，黄芩 15g，炙麻黄 10g，青蒿 20g，生、熟大黄各 5g。5 剂，日 1 剂，水煎取汁 200mL，分早、晚两次口服。

二诊时间：2019 年 11 月 11 日。

患者自述用药 1 天后汗出明显增多，逐渐不再发热，烦躁明显消失，头晕头痛及口干苦较前明显改善，咳嗽频次及程度明显改善，痰量少，色淡黄，仍稍感咽痛，缺乏食欲，大便干燥改善，日行 1～2 次，睡眠差。舌红，苔腻，脉细。考虑患者体内尚有余邪，初诊方去生大黄，5 剂。

1 周后随访，患者服药后不适症状完全消失，病愈。

【按语】

本案患者证属感冒之表寒里热，风寒郁里化热，痰湿阻滞肺胃，杨泽华认为治疗时应遵循表里双解、发汗清下联用的原则。方中金银花、连翘、生石膏、知母清里热，同时凉营止血，避免病情进一步发展；淡豆豉、荆芥提高发汗力度，以助邪外出；藿香、佩兰为芳香之品，化湿以祛有形之邪；柴胡、黄芩、青蒿取小柴胡汤和解少阳之意，帮助郁里之邪外出；生大黄与熟大黄联合应用，给邪以出路，泻下以除邪；前胡及炙麻黄能宣降肺气，调节气机升降平衡，还能降低咳嗽咳痰的频次，减轻咳痰的程度。

医案 4：刘某，女，85 岁。

初诊时间：2021 年 3 月 10 日。

主诉：发热、咽痛 1 周。

现病史：患者 1 周前出现发热、咽痛，经抗炎、抗病毒及中药汤剂（具体不详）治疗无效，遂来就诊。现症见反复发热，午后尤其明显，体温最高可达 39.7℃，不经药物治疗，次日体温可降低至 37.6℃左右，恶寒，汗出多，咽痛，口干苦，周身乏力，腰部酸痛不适，缺乏食欲，小便可，大便干，1～2 天一行。

既往史：既往有高血压、糖尿病、脑梗死病史。

查体：形体较胖，皮肤偏黑。舌红，苔薄黄且干，脉沉弦。

中医诊断：感冒。

中医辨证：阳明热盛。

方药：白虎加桂枝汤加减。生石膏 30g，知母 9g，山药 9g，桂枝 9g，炙甘草 6g。3 剂，日 1 剂，水煎服。

二诊时间：2021 年 3 月 13 日。

患者服药 2 剂后最高体温有下降趋势。初诊方去山药，加玄参 30g，7 剂。

1 周后随访，患者体温正常。

【按语】

《金匮要略》云：温疟者，其脉如平，身无寒但热，骨节疼烦，时呕，白虎加桂枝汤主之。尤在泾在注解中指出温疟为病，邪气预先在肾中蛰藏，待春夏时发作，是伏气外出证，白虎性寒味甘，能除大热，桂枝能因势而动。邪蛰藏于肾，发病但见热而不寒，就如章太炎所言，阳明未必尽传三阴，但三阴可能从阳明而出，因此本案的基础方选择白虎加桂枝汤。唐容川对白虎加桂枝汤也有相关论述，认为患者身热无寒是白虎之正证，筋脉关节的伏寒用桂枝即可祛除。用本方治疗发热、痛风等病症时经常会取得满意疗效。

医案 5：吕某，35 岁，已婚，育有 1 女。

初诊时间：2021 年 2 月 9 日。

主诉：反复月经期感冒伴经量少 1 年，恶寒、鼻塞、流清涕 1 天。

现病史：患者 1 年前在月经期着凉后出现感冒症状，随后几乎每个月经期都会有感冒症状出现，伴月经量明显减少。1 天前患者再次出现恶寒、鼻塞、流清涕，无明显咳嗽咳痰，咽部发痒，周身乏力，食欲减退，恶心欲吐。

查体：舌淡，苔白，脉细而浮。

中医诊断：感冒。

中医辨证：邪入少阳。

治法：和解少阳，调和肝脾，补血活血。

方药：四物汤合小柴胡汤加减。白芍 15g，当归 10g，川芎 10g，柴胡 10g，荆芥 10g，姜半夏 10g，黄芩片 9g，薄荷 6g（后下），甘草片 6g，生姜 2 片。6 剂，日 1 剂，每剂水煎取汁 200mL，分早、晚两次口服。

二诊时间：2021 年 3 月 18 日。

患者用药后感冒症状明显改善，月经量趋于正常。继予初诊方巩固疗效，14 剂。

经治疗，患者 2 个月后痊愈，随访 3 个月无复发。

【按语】

杨泽华认为，经期感冒的病机是本虚标实，其根本在于气血亏虚，先天禀赋不足，或者因后天外伤、手术、分娩等造成气血亏虚，卫气失守，固摄无力。在月经期，患者的阴血下注到子宫内，血室呈打开状态，体虚表现会更加明显，肺卫不固，营卫不足，因此会让外邪有机可乘。经期感冒一般由触冒风邪所致，夹寒时表现为风寒证，反之若感受风热之邪则会出现对应的风热感冒症状，患者在月经期免疫力下降，邪气容易传入少阳，这时患者往往会有寒热往来的表现。冲任两脉源于胞宫，上达咽喉，经期宫内邪气随经脉上行咽喉，因此会有咳嗽、流涕、鼻塞等症状，月经来潮后血气逐渐恢复，邪气再次藏于血分，感冒症状就会短暂消退，待下次月经来潮之时再次起病。

临床治疗时，杨泽华强调要注意调肝脾、活血补血、标本兼治。

医案 6：田某，女，51 岁。

初诊时间：2020 年 10 月 1 日。

主诉：间断恶寒发热 1 周。

现病史：患者 1 周前淋雨后出现恶寒发热，体温高达 38.9℃，无汗，周身关节疼痛，项背酸痛且有皮肤紧绷感，偶有胸闷，乏力气短，咳嗽较重，夜间更明显，痰多，呈白色稀水样，饮食可，无明显口干，大小便正常，自服"感冒胶囊"后症状略改善，但热退后随即再次发热。

查体：舌淡，苔白，脉浮紧。

中医诊断：感冒。

中医辨证：风寒犯肺。

方药：麻黄 12g（后下），桂枝 9g，苦杏仁 15g，炙甘草 6g。6 剂，日 1 剂，水煎取汁 200mL，分早、晚两次口服。

二诊时间：2020 年 10 月 7 日。

患者用药后明显汗出增多，体温下降，未再次发热，胸闷、气短、周身疼痛症状改善，但仍有咳嗽，痰少，鼻干，口渴，纳眠可，大小便正常。舌红，苔白，脉浮。

方药：桑叶 9g，苦杏仁 12g，北沙参 12g，川贝母 9g，豆豉 8g，栀子 15g。4 剂，水煎取汁 200mL，分早、晚两次口服。建议患者将银耳与雪梨熬制成汤服用，以辅助治疗。

三诊时间：2020 年 10 月 12 日。

经治疗，患者的感冒症状完全消失，无其他不适，遂停药。

【按语】

太阳经走行经过头及项背部，因此太阳经受到风寒邪气侵袭时，患者会有头痛、项背痛的表现。经脉循行不畅，肺气郁闭，肺失宣降，会出现胸闷气短、咳嗽等症状。治疗时应用麻黄汤，麻黄、桂枝相须为用，能够发散风寒，调理营卫，苦杏仁能宣肺平喘，与麻黄配伍，一宣一降，炙甘草调和诸药，能制约麻黄及桂枝的峻烈之性。另外，后下麻黄能够提高其宣肺的功效。

患者用药后邪随汗出，热证解，疼痛消，肺气通畅，胸闷、气短消失。患者仍反复咳嗽，考虑患者曾应用西药进行退热治疗，初诊时又应用麻黄汤，汗出过多，引发肺阴亏耗，肺开窍于鼻，因此出现鼻干、口渴，加之舌红、脉浮，提示表邪尚未完全解除。二诊给予桑杏汤加减，以清凉解表，滋补肺阴。苦杏仁入肺经，能宣通肺气、润燥止咳，桑叶能清热、透邪外出，二者同为君药；豆豉辛凉透散，能增强桑叶宣发透热之力，川贝母清热化痰，能增强苦杏仁化痰止咳的效果，北沙参滋补肺阴，上述药物均为臣药；栀子入上焦，能清肺热，为使药。梨皮能滋阴润燥，将银耳与雪梨熬汤口服，能增强润肺滋阴、止咳化痰的效果。患者用药后诸症皆除，疗效显著。

第十二节　咳　嗽

医案 1：于某，男，42 岁。

初诊时间：2019 年 9 月 16 日。

主诉：反复咳嗽 2 周。

现病史：患者 2 周前外出着凉后出现咳嗽，开始时咳嗽痰少，伴发热，微恶寒，咽部干痒，于当地诊所静点头孢类抗生素（具体不详）5 天，并口服"川贝枇杷露"，不恶寒，体温降至正常，但仍有咳嗽，时时发作，咳嗽时痰量渐多。现症见咳嗽频作，咳声重浊，痰多，质黏色白，食欲差，易疲倦，自觉乏力，小便可，大便稀溏。

个人史：患者略肥胖，平素喜食肥甘厚腻，每日吸烟约 10支，饮白酒约 1 两。

查体：舌质淡红，苔白腻微黄，脉濡滑。

中医诊断：咳嗽。

中医辨证：痰湿内蕴。

治法：燥湿止咳化痰。

方药：苓甘五味姜辛汤加减。茯苓 15g，干姜 5g，醋五味子 10g，细辛 3g，陈皮 10g，生白术 10g，炙甘草 5g。5 剂，水煎服，日 1 剂。

医嘱：戒烟限酒，服药期间不可吃生冷、辛辣刺激性食物。

二诊时间：2019 年 9 月 21 日。

患者服药 5 剂后偶有咳嗽，咳痰较前清稀，痰量减少，大便有所好转，略成形。舌苔仍微黄。初诊方加黄芩 5g，5 剂。

三诊时间：2019 年 9 月 26 日。

患者服药 5 剂后无恶寒、发热症状，偶有轻微咳嗽，大便成形。停药观察。

【按语】

患者外感风寒邪气后出现发热、恶寒等症状，经过口服经典头孢类抗生素、川贝枇杷露治疗，发热、恶寒症状已经好转。患者来诊时以咳嗽为主诉，辨病为咳嗽，辨证为痰湿内蕴，治法为燥湿止咳化痰，方用苓甘五味姜辛汤加减。处方中茯苓利水渗湿，生白术健脾燥湿，陈皮理气燥湿，干姜、细辛温肺化痰，醋五味子敛肺止咳，炙甘草调和诸药，使脾气得以健运，痰湿得以燥化。患者初诊时舌质淡红，苔白腻微黄，二诊时舌苔仍微黄，考虑仍有热，故加黄芩。

医案 2：高某，女，54 岁。

初诊时间：2019 年 10 月 21 日。

主诉：咳嗽半个月，加重伴气喘 5 天。

现病史：患者半个月前着凉后开始咳嗽，因咳嗽不重，并未在意，只在感觉咽部干痒、疼痛时自行含服"复方草珊瑚含片"等药物对症治疗。5 天前患者咳嗽加重，咳嗽剧烈后会出现气喘，甚至呼吸困难，于门诊查胸部 X 线片提示肺纹理增粗。现症见咳嗽频繁，咽部干痒不舒，自觉疼痛，声音低哑，咳嗽后气喘，痰少，伴心悸、乏力、自汗。

查体：舌质红，舌干少津，苔淡黄，脉细数。

中医诊断：咳嗽。

中医辨证：肺阴亏耗。

治法：滋阴润肺止咳。

方药：沙参麦冬汤加减。麦冬 15g，北沙参 15g，桑叶 15g，木蝴蝶 10g，桔梗 10g，苦杏仁 10g，蝉蜕 10g，僵蚕 10g，黄芪 10g，甘草 6g，浮小麦 10g。7 剂，日 1 剂，水煎服。

二诊时间：2019 年 10 月 28 日。

患者服药 7 剂后复诊，目前咳嗽发作次数明显减少，咳嗽程度也明显减轻，咽部干痒疼痛、声音低哑症状也好转。患者病情较前改善，效不更方，7 剂。

【按语】

患者着凉后出现咳嗽，但未积极就诊，日久耗伤肺阴，故临床治疗时选用具有滋阴润肺止咳功效的沙参麦冬汤加减。处方中麦冬、北沙参滋阴润肺，桑叶疏风解表，僵蚕、蝉蜕、木蝴蝶清喉，润肺止咳，桔梗、苦杏仁一升一降，可以宣肃肺气，黄芪补气，浮小麦敛汗，甘草调和诸药。方证相符，故而疗效显著。

医案 3：王某，女，33 岁。

初诊时间：2019 年 12 月 16 日。

主诉：咳嗽 3 个月。

现病史：患者 3 个月前与他人吵架，情绪激动后出现咳嗽，伴有气短，未在意，此后每当情绪不佳时就会出现咳嗽，曾自行使用"金嗓子喉片"等药物对症治疗，效果不明显，后咳嗽呈进行性加重，以至于现在每日都有数次咳嗽，程度较重，每次咳嗽持续 10～20 分钟，为求中医治疗来诊。现症见时有剧烈咳嗽，痰少，咳痰艰难，伴有咽部干痒疼痛，饮食、睡眠、二便正常。

查体：舌红，苔少，脉弦而细数，两关尤甚。

中医诊断：咳嗽。

中医辨证：肝气犯肺。

治法：清肝养阴，降逆止咳。

方药：旋覆代赭汤合一贯煎加减。麦冬 30g，旋覆花 15g（包煎），代赭石 15g（先煎），蛤壳 15g（先煎），龙胆 10g，生地黄 15g，牡丹皮 10g，大青叶 10g，川楝子 10g，川贝母 10g。14 剂，日 1 剂，水煎分两次温服。

二诊时间：2019 年 12 月 30 日。

患者服药 14 剂后咳嗽好转，仍有咽痒。舌偏红，苔少，脉细。患者虽咳嗽减轻，但肝阴虚证仍存，应予以酸敛补肝治疗，故调整用药。

方药：三甲复脉汤加减。牡蛎 20g（先煎），鳖甲 20g（先煎），龟甲 20g（先煎），麦冬 20g，白芍 15g，牡丹皮 10g，五味子 10g，生地黄 15g，乌梅 10g。7 剂，日 1 剂，水煎分两次温服。

【按语】

该患者因与他人吵架，情绪激动而致咳嗽，肝气犯肺，木火刑金，治疗时选用一贯煎合旋覆代赭汤治疗，两方合用具有滋阴清肝、降逆止咳的功效。治疗 14 天后患者咳嗽症状改善，但肝脉仍旺，肝阴虚仍在，改投三甲复脉汤以酸敛补肝，巩固疗效。

医案 4：陈某，女，31 岁。

初诊时间：2019 年 12 月 23 日。

主诉：咳嗽 20 余日。

现病史：患者 20 余日前着凉后感冒，出现鼻塞、流涕、咳嗽等症状，自行服用"速效伤风胶囊"等药物后鼻塞、流涕等症状得到缓解，但仍时有咳嗽，咳痰不舒，自行服用"罗红霉素片""头孢克肟片""止咳宝"等多种药物，仍未见好转，为求中医治疗来诊。现症见阵发性咳嗽，咳痰不爽，咽部干痒不舒，略疼痛，饮食、睡眠、小便正常，大便略干。

查体：舌淡红，苔薄白，脉弦紧。

中医诊断：咳嗽。

中医辨证：寒饮伏肺。

治法：温肺化饮止咳。

方药：小青龙汤加减。麻黄 10g，桂枝 15g，苦杏仁 15g，干姜 10g，清半夏 10g，醋五味子 10g，白芍 10g，细辛 3g，甘草 6g。7 剂，水煎服，日 1 剂。

二诊时间：2022 年 12 月 30 日。

患者服药 7 剂后，自觉咳嗽减轻，咽部干痒缓解，痰多易咳出，但出现了胸部满闷、气短不舒的症状。舌脉同前。

辨证：寒痰壅盛，气机不利。

治法：温化痰饮，调畅气机。

方药：瓜蒌 20g，薤白 10g，桂枝 10g，茯苓 10g，姜半夏 10g，枳实 10g，厚朴 10g。7 剂，水煎服，日 1 剂。

【按语】

该患者感冒后自行用药治疗，外感表证稍缓解，但仍时有咳嗽，自行服用多种抗生素，不适症状均未见明显改善，此时患者表证已解，邪客于肺，肺失宣降，辨证为寒饮伏肺，治当温肺化饮止咳。患者脉弦紧，为寒凝脉涩之象，临床治疗咳嗽、喘促或胸痹等病时，若见到弦紧脉象，可以考虑以小青龙汤为主方进行治疗。

医案 5：于某，男，65 岁。

初诊时间：2019 年 12 月 23 日。

主诉：咳嗽、胸闷、胸胁痛 1 周。

现病史：患者 1 周前情绪激动后出现咳嗽、胸闷、胸胁痛，且上述症状进行性加重，自行口服头孢类抗生素（具体不详）、"氨溴索"等药物后症状未见改善，为求中医治疗来诊。现症见咳嗽频作，甚则气喘，胸闷，胸胁痛，咳痰黄稠，时有口干口苦，纳食不香，时腹胀，夜眠欠佳，大便干。

既往史：患者近几年入冬后因咳嗽、胸闷、气喘等症状多次于当地医院住院治疗，诊断为喘息性支气管炎、肺气肿、心力衰竭。

个人史：吸烟史 40 余年，现每日吸烟 2 包左右。

查体：舌红，苔厚润，脉弦。

中医诊断：咳嗽。

中医辨证：痰热蕴肺。

治法：清肺泻肝，化痰止咳。

方药：桑白皮汤加减。桑白皮 20g，桑叶 15g，郁金 10g，黄芩 10g，甘草 5g，陈皮 10g，苦杏仁 10g，瓜蒌 15g，竹茹 20g，莱菔子 10g，枳实 10g，紫苏子 10g，清半夏 10g，厚朴 10g，川楝子 5g，当归 10g，青黛 5g（布包），川贝粉 2g（冲服）。7 剂，水煎服，日 1 剂。

二诊时间：2019 年 12 月 30 日。

患者服药 7 剂后复诊，现患者咳嗽、胸闷、咳痰、气喘等症状减轻，咳嗽时无胁肋疼痛。舌淡红，苔厚润，脉弦。初诊方去苦杏仁，加桃仁 10g，陈皮 10g，14 剂。

半个月后电话随访，患者偶有咳嗽，无喘促，亦无胸部不适感。

【按语】

本例患者为老年男性，嗜好吸烟，每日吸烟量大，日久成疾，导致肺热内蕴，患者在冬季本就容易出现咳喘、胸闷，此次又因情绪激动，怒气伤肝，继而肝气犯肺，导致肺气亏耗，出现咳嗽、胸闷、胸胁痛等症状。治疗上以清肺泻肝、化痰止咳为法，选用桑白皮汤加减。方中桑白皮味甘，性偏寒凉，甘寒生津，可滋肺阴、泻肺热，与桑叶配伍，临床上治疗风热蕴肺型咳嗽的效果尤佳。黄芩为苦味药，其性偏寒凉，苦能燥湿，寒能泄热，故黄芩上可清肺中痰热、下可泻肝内火邪。瓜蒌甘寒，可宽胸理气，化痰平喘。陈皮性温，可燥湿化痰止咳。青黛既可治痰热咳嗽，又可泻肝胆之火。川楝子性寒凉，归肝经，既能柔肝止痛，又能导热下行。郁金性寒，具有平肝解郁、活血散瘀的功效。川贝粉能滋阴润肺。枳实、厚朴、清半夏、紫苏子、莱菔子都是行气药，可以导气下行，理气化痰，消胀除满。竹茹清火化热。当归活血补血，通达肝络。苦杏仁止咳，与二诊时加用的桃仁都含有油性物质，有助于润肠通便。甘草被称为"国老"，具有调和诸药的功效。诸药配伍，从肝肺论治，上清肺热，下泻肝火，辅以理气、化痰，用药巧妙，因此可取得显著疗效。

医案 6：李某，女，53 岁。

初诊时间：2022 年 1 月 6 日。

主诉：咳嗽、发热半个月。

现病史：半个月前患者着凉感冒后出现发热，咳嗽，咽痛，流涕，体温最高 38.3℃，于外院就诊后使用经典头孢类抗生素（具体不详）治疗，体温下降至 37.5℃，但咳嗽仍迁延不愈，为求中医治疗来诊。现症见咳嗽剧烈，咳痰不畅，可咳少量白痰，质黏，低热，体温 37.5℃左右，咽部干痒疼痛，饮食及小便均正常，大便干。

既往史：慢性咽炎、慢性喘息性支气管炎病史多年。

查体：神志清楚，对答合理，听诊双肺呼吸音清。舌红，苔少，脉滑。

辅助检查：血常规示白细胞 $4.75 \times 10^9/L$。

中医诊断：咳嗽。

中医辨证：风盛热壅。

治法：疏风清热，宣肺止咳化痰。

方药：止嗽散加减。前胡 20g，炙麻黄 6g，苦杏仁 15g，瓜蒌子 15g，制紫菀 15g，制百部 15g，鱼腥草 20g，桔梗 15g，川贝母 10g，枇杷叶 15g，知母 10g，地龙 10g，生石膏 25g（先煎），黄芩 10g，青黛 3g（布包）。7 剂，日 1 剂，水煎服。

二诊时间：2022 年 1 月 13 日。

患者服药 7 剂后，咽部干痒疼痛明显好转，偶有咳嗽，痰不黏，体温恢复正常，自测 36.8℃。效不更方，7 剂。

1 周后随访，患者病已获愈。

【按语】

患者着凉感冒出现发热、咳嗽等症状，饮食及小便正常，大便干，舌红，苔少，脉滑，外邪入里化热，诊断为咳嗽，辨证为风盛热壅，选用止咳常用方剂止嗽散加减治疗。处方中前胡具有宣肺降气、化痰止咳的功效。制紫菀、制百部、川贝母、枇杷叶、苦杏仁具有滋阴润肺止咳的功效。黄芩、青黛、地龙清泻肝肺之火。桔梗宣发肺气。少量应用炙麻黄有宣疏外邪、清热止咳之功。生石膏、知母、鱼腥草、瓜蒌子具有清痰泻热之功效。方证相符，诸症皆治。

第十三节　喘　证

医案1: 张某,女,21岁。

初诊时间:2020年11月19日。

主诉:间断咳嗽5年,加重伴喘息3天。

现病史:该患者5年前淋雨后开始出现间断咳嗽,有少量痰,色白,每遇阴冷天气上述症状有所加重,曾口服"伤风感冒胶囊""氨酚伪麻美芬片""感冒灵颗粒"等药物,症状略缓解,但很快又会复发,每到冬天发作得更频繁,多次于当地医院住院治疗,效果不明显。3天前患者因着凉出现咳嗽加重,伴喘息,晚上较白天更重,有时咳喘可引起胸胁疼痛,痰多,色白而黏稠,容易咳出,伴乏力、气短、口干,于当地医院静点"阿莫西林"2天,症状未见好转。

个人史:无不良嗜好。

查体:双肺可闻及喘鸣音。舌淡稍暗,薄白而厚,脉浮微紧。

辅助检查:胸部X线片提示两肺纹理增粗,支气管炎。

中医诊断:喘证。

中医辨证:内寒外热。

西医诊断:慢性支气管炎急性发作。

治法:解表清热,温化水饮。

方药:大青龙汤加减。茯苓30g,桂枝12g,炙甘草9g,桑白皮15g,浙贝母10g,白芍20g,紫苏叶9g,细辛12g,麻黄15g,苦杏仁12g,生石膏30g(先煎),生姜10g,大枣3个。4

剂，水煎取汁 300mL，分早、晚两次口服，每日 1 剂。

二诊时间：2020 年 11 月 25 日。

患者服药 4 剂后咳喘、胸闷不适较初诊时明显改善，遂自行停药。近 2 天降温后再次出现上述症状，不过较初诊时轻，咳痰较多，鼻塞，有脓涕，饮食、睡眠及大便均无明显异常，小便量可，色微黄。舌质暗淡，苔微黄，脉濡。

治法：疏风散寒，温化水饮。

方药：苓甘五味姜辛汤加减。茯苓 25g，干姜 12g，细辛 3g，苦杏仁 12g，陈皮 15g，白芍 20g，五味子 12g，白芥子 15g，竹茹 15g，炙甘草 9g。3 剂。

三诊时间：2020 年 11 月 30 日。

患者服药后咳嗽、喘息、胸闷气短等不适症状均显著缓解，自觉病除大半，但希望可以进一步巩固疗效。舌红，苔黄，脉缓。二诊方去陈皮、白芥子，加黄芩 15g，柴胡 10g，4 剂。

【按语】

喘证是感冒的常见并发症之一，依据其病因及临床表现的不同，可将其分为风寒、风热、燥热、痰湿四种证型。本案患者病程较长，迁延不愈，5 年来反复因着凉而感冒，引发咳嗽咳痰，伴胸闷，呼吸不畅，每遇阴雨天气则症状加重，到冬天时更加严重，曾多次治疗，均未取得满意疗效。考虑患者寒饮内停于肺，复感外寒，郁而化热，因此属于外热内寒之证。二诊时使用的苓甘五味姜辛汤是针对寒痰致病的经典方剂，善于治疗咳嗽咳痰，痰白量少，苔滑，脉浮紧之证候。《金匮要略·痰饮咳嗽病脉证并治》云：冲气即低，而反更咳，胸满者，用桂苓五味甘草汤，去桂加干姜、细辛，以治其咳满。本案患者既往寒痰存于体内，复感风邪，胶着不祛，因而化热，导致反复咳喘，痰量逐渐增多，夜间尤其明显，口干，因此选用苓甘五味姜辛汤加减，起到疏风散寒、温化水饮的作用。

医案 2：梁某，男，47 岁。

初诊时间：2021 年 2 月 3 日。

主诉：反复咳嗽、喘息 8 年，加重 1 周。

现病史：患者 8 年前无明显诱因出现咳嗽，伴喘息，每于吸烟后加重，有少量白痰，未治疗。1 周前咳嗽、喘息症状越发严重，为求中医治疗来诊。现患者反复咳喘，胸闷气短，呼吸不畅，轻微活动后加重，咳痰色白，心悸，量少，鼻塞，纳眠可，小便量可，大便质稀，每日 3～5 次。

既往史：喘息性支气管炎病史 8 年余。

个人史：无不良嗜好。

查体：舌暗淡，苔微黄且滑，脉细。

辅助检查：心电图提示窦性心动过速，轻度 ST-T 改变，心率 110 次 / 分。胸部 X 线片提示双肺纹理增粗，左肺中下野有点状阴影。过敏原筛查提示橡胶、冷空气过敏。

中医诊断：咳嗽，喘证。

中医辨证：外寒里饮，气阴两虚。

西医诊断：慢性支气管炎急性发作。

治法：温肺化饮，益气养阴。

方药：小青龙汤合生脉散加减。干姜 10g，黄芩 12g，桂枝 12g，麦冬 15g，厚朴 15g，陈皮 15g，白芍 15g，麻黄 9g，甘草 6g，细辛 6g，紫苏子 12g，莱菔子 15g，半夏 10g，五味子 12g，党参 25g，附子 6g（先煎），茯苓 25g，白芥子 10g，柴胡 15g。7 剂，水煎取汁 300mL，分早、晚两次口服，每日 1 剂。

二诊时间：2021 年 2 月 11 日。

患者服药 1 周后，自觉咳喘不适明显好转，不过活动后仍觉气短，大便仍稀但频次较初诊时减少，现每日排便 2～3 次。舌红，苔微腻，脉数。初诊方去麻黄、附子、干姜，加僵蚕15g，生白术 10g，6 剂。

三诊时间：2021 年 2 月 20 日。

患者活动后仍有气喘，但较前几日明显改善，偶有轻微咳嗽，咳白痰，大便仍稀溏，每日 1～2 次。舌质红，苔腻，脉数。二诊方去黄芩，加地龙 15g，肉桂 6g，6 剂。

【按语】

该病例辨证属外寒里饮，气阴两虚。患者先天禀赋不足，肺脾亏虚，脾阳不振，不能运化水湿，肺气不得宣发，津液精微难以输布，湿浊加重，进一步阻遏肺气，导致肺失肃降，发为咳喘。脾为生痰之源，肺乃贮痰之器，肺脾失养，故见咳白痰、大便稀。咳喘久治不愈，肺部亏虚，累及肾脏，肾主纳气，肾虚后纳气不足，因此咳喘尤甚。肺虚卫表不固，易感受外邪，引发咳喘、鼻塞。气阴两虚，心无以荣养，久之则见心悸、活动后胸闷气短、呼吸不畅加重。脾阳不振，因此大便稀。治疗本病应温肺化饮，益气养阴，因此选择小青龙汤合生脉散加减，前者善治太阳太阴合病，不过仍以治疗太阳病为主。从六经角度来看，麻黄、桂枝均归太阳经，是治表证的药物，干姜入太阴经，能温中散寒，联合应用对太阳病和太阴病均能起到调理的作用。合用生脉散，可增强益气生津的功效。附子能温补肾阳，茯苓、陈皮、厚朴能益气健脾，三子养亲汤能化痰止咳平喘，柴胡与黄芩联用能疏肝理气，预防肝火伤肺。诸药合用，标本兼治，喘证可消。

医案 3：张某，男，13 岁。

初诊时间：2021 年 4 月 23 日。

主诉：反复咳喘半个月。

现病史：患儿半个月前在玩耍期间受寒后出现咳嗽、喘息、发热、恶寒，就诊于外院后常规给予抗感染治疗，症状未见改善，仍反复咳嗽，为求中医治疗来诊。现患儿时有咳嗽、喘息、咽痒，痰少，食欲差，伴胃痛，吃寒凉食物后加重，恶心。

既往史：既往体健。

个人史：无不良嗜好。

查体：双肺可闻及喘鸣音。舌红，苔白，脉浮缓。

辅助检查：胸部 X 线片提示双肺纹理增粗。

中医诊断：喘证。

中医辨证：肺脾气虚。

西医诊断：急性支气管炎。

治法：宣肺止咳平喘，健脾和胃。

方药：党参 20g，黄芩 9g，砂仁 9g（后下），麦冬 15g，茯苓 20g，柴胡 15g，吴茱萸 3g，五味子 10g，木香 12g，桑叶 15g，苦杏仁 9g，炙甘草 9g，干姜 15g，鳖甲 12g（先煎）。3 剂，水煎取汁 300mL，分早、晚两次口服，每日 1 剂。

医嘱：避免生食或食用过凉的饭菜及瓜果，注意保暖，保持心情愉快。

二诊时间：2021 年 4 月 27 日。

患儿用药后咳嗽、喘息症状显著改善，自诉晨起偶有咳嗽，胃痛明显改善，无恶心，进食近乎恢复正常，二便调。舌淡，舌尖偏红，苔厚，脉沉。考虑患儿余邪未解，初诊方加麻黄 9g，附片 4g（先煎），僵蚕 10g，6 剂。

【按语】

患儿不欲进食，吃寒凉食物后胃痛加重，恶心，考虑为脾气不足的表现。依据五行学说，脾土亏虚，不能生肺金，且脾土不能培肝木，木火刑金，引起肺宣发肃降功能失调；患儿咽痒，咳嗽，痰少，是燥邪伤肺，耗损阴津的缘故。综合分析，患者证属脾肺气虚，治疗时应宣肺止咳平喘，健脾和胃。处方中，桑叶、苦杏仁宣肺止咳，化痰平喘；麦冬、五味子养肺阴；柴胡、黄芩、鳖甲清肝利胆，疏肝解郁；党参、茯苓、炙甘草滋养脾土；干姜配伍吴茱萸有助于散寒和胃；砂仁、木香行气止痛。二诊时加麻黄、附子、僵蚕，以增强温阳解表之力，风寒表邪得除，则肺卫得固，脾胃之病得解。

医案 4： 王某，男，61 岁。

初诊时间：2021 年 5 月 14 日。

主诉：反复咳喘 9 年，加重伴轻度发热 1 周。

现病史：患者反复咳喘 9 年，每次感冒后都会引起咳喘加重，且久咳而不缓解，多年来间断接受中西医治疗，均无明显改善。1 周前患者着凉后再次出现上述症状加重，喘息，伴轻度发热，体温 37.6℃，为求进一步规范化治疗来诊。现症见发热，咳喘，鼻塞，流涕，口干喜饮，目赤肿痛，食欲不佳，恶心欲吐。

既往史：喘息性支气管炎病史 9 年。

个人史：无不良嗜好。

查体：体温 37.8℃，双肺可闻及喘鸣音。舌暗，苔腻，脉数。

辅助检查：胸部 X 线片提示双肺纹理增粗。

中医辨证：喘证。

中医辨证：脾肺气虚。

西医诊断：慢性喘息性支气管炎。

治法：补肺益气养阴。

方药：桂枝 15g，鳖甲 20g（先煎），白芍 20g，牡丹皮 20g，苦杏仁 10g，黄芩 12g，川芎 15g，紫苏叶 15g，五味子 12g，炙甘草 9g，青蒿 20g，生地黄 15g，炙麻黄 6g，知母 20g，柴胡 15g，党参 25g，麦冬 15g，茯苓 25g，细辛 3g，附子 3g（先煎），当归 20g。3 剂，水煎取汁 300mL，分早、晚两次口服，每日 1 剂。

医嘱：避免生食或食用过凉的食物，注意防寒，避免劳累，保持心情愉悦。

二诊时间：2021 年 5 月 17 日。

患者服药 3 天后未再发热，自觉鼻塞、流涕等症状明显改善，目赤肿痛略有改善，仍有喘咳，接触有刺激性气味的物体时加重。舌红，苔黄腻，脉缓而数。患者用药后未再发热，因此去掉初诊方中的青蒿、鳖甲、知母等清热药物。患者仍有目赤肿痛，加菊花 15g，决明子 30g，以清肝明目。患者仍反复咳喘，加厚朴 15g，以理气化痰，止咳平喘。4 剂，水煎取汁 300mL，分早、晚两次口服，每日 1 剂。

三诊时间：2021 年 5 月 21 日。

患者服药后自觉目赤肿痛症状显著好转，无明显喘息症状，且活动后一般无明显加重，大便调。舌暗，苔腻，脉弦细。二诊方去葛根，3 剂。

5 日后随访，患者病愈。

【按语】

喘证多由外邪入侵、饮食不洁等因素造成痰湿阻塞气道，肺失宣降所致。本案辨证时应当注意三点：一是患者感受风寒邪气引发肺宣发功能失常，出现鼻塞、流清涕；二是寒邪不得出，郁而化热，营卫失和，出现目赤肿痛等热象，肝气犯脾，胃气上逆，出现恶心欲吐；三是邪气诱发伏痰，痰液随着邪气向上游走，遇到细微气道时受阻，使原本就狭窄的气道更加不通畅，肺气不得如常行使宣发肃降的功能，痰气互搏，因此听诊可闻及喘鸣音。处方中桂枝、白芍祛风解肌，并能调和营卫。苦杏仁味苦，能宣肺化痰，止咳平喘。紫苏叶宽中清痰。党参、麦冬、五味子可补益肺脾，消除痰湿生化之源。炙麻黄、附子、细辛温阳通脉，可以化痰除痰。青蒿、鳖甲咸寒，能够滋阴清虚热，透邪外出。知母苦寒泄热，同鳖甲配伍，更能滋阴退虚热。痰阻气道，郁而化热，热久则伤阴，应用生地黄、当归、川芎滋肝阴，养肝血。柴胡、黄芩及牡丹皮既能疏肝理气，又能清肝泻火。茯苓健脾。炙甘草调和诸药。二诊时患者目赤肿痛未见明显缓解，故加入菊花、决明子清肝明目。

第十四节　心　悸

医案 1: 俞某，男，79 岁，退休职工。

初诊：2019 年 5 月 8 日。

主诉：阵发性心悸、胸前区憋闷不适 8 年，加重 3 天。

现病史：患者自诉既往有冠心病病史及陈旧性前间壁心肌梗死病史 8 年，平素阵发性心悸、胸前区憋闷不适，3 天前疲劳后上述症状加重，胸闷、气短、心悸持续约 30 分钟未缓解，于当地医院行心电图检查提示窦性心律，频发室性期前收缩（简称"室早"），房性期前收缩（简称"房早"），后去市级医院就诊，经相关检查诊断为冠心病，心律失常（频发室早，房早），完善动态心电图（24 小时）检查提示窦性心律，室早总数 2536 次，房早总数 73 次，医生建议服用"酒石酸美托洛尔片""盐酸普罗帕酮片""胺碘酮片"等多种药物，治疗后胸闷症状有所好转，但心悸症状始终未得到明显改善，患者为求中医诊治来诊。现症见心悸，头晕，活动后心悸、胸闷明显加重，食欲差，睡眠差，二便正常。

查体：舌暗红，苔白腻，脉滑。

中医诊断：心悸。

中医辨证：痰瘀互结。

治法：化痰祛瘀，宁神定悸。

方药：清半夏 15g，陈皮 10g，茯苓 10g，瓜蒌仁 20g，薤白 20g，红花 10g，枳壳 15g，羌活 10g，丹参 25g，鸡血藤 30g，黄连 6g，甘松 10g，生龙骨 30g（先煎），生牡蛎 30g（先煎）。7 剂，日 1 剂，水煎服。

二诊时间：2019 年 5 月 15 日。

患者服药 7 剂后，心悸症状明显好转，发作程度减轻，发作频率减少，活动后没有明显胸闷不适，时自觉头晕、乏力，饮食及睡眠可，二便正常。舌质暗红，苔薄白，有齿痕，脉细。初诊方加黄芪 45g，改黄连 10g，14 剂。

三诊时间：2019 年 5 月 29 日。

患者服药 14 剂，活动后基本没有心悸、胸闷症状，头晕、乏力等症状也好转，饮食及睡眠尚可，二便尚可。舌暗红，苔薄白，脉细。二诊方加水蛭 3g（单包），14 剂。

四诊时间：2019 年 6 月 12 日。

患者本次复诊自诉活动后已经无明显胸闷、心悸症状。复查动态心电图提示窦性心律，室早总数 178 次，房早总数 16 次。饮食及二便尚可。舌淡红，苔薄白，脉细。效不更方，继续巩固治疗，14 剂。

【按语】

杨泽华依据多年临证经验认为瘀血等病理产物会阻碍体内气机的运动，气机运行不畅，津液代谢失司，会导致血瘀内停，日久化热，耗伤津液，津液受损，凝聚成痰。瘀血内停常影响肺、脾、肾三脏，进而导致各脏腑的生理功能失调。痰与瘀血都是病理产物，可互结致病，同时痰邪性黏滞，极易阻滞气机运行，气机运行受阻，瘀阻脉道，会加重瘀血。另外，血热之邪还容易灼伤脉络，迫血妄行，使血液溢于脉外成为离经之血。

杨泽华认为，心悸多为虚实夹杂之证，故辨证时要辨清其标本虚实的实质，治疗时要坚持虚则补之、实则泻之，攻邪而不伤正、补气而不助邪，使痰祛瘀散，气机得畅，五脏得安。该病案中采用瓜蒌薤白半夏汤合二陈汤治疗，同时依据患者的瘀血情况加用活血化瘀之药，从而标本同治，疗效显著。

医案 2：杨某，男，30 岁。

初诊时间：2019 年 6 月 26 日。

主诉：心悸 9 个月。

现病史：患者 9 个月前感冒发热后出现心悸，有脉搏偷停的现象，伴有胸闷，未治疗。近来心悸较前频繁，已影响患者的正常工作和生活，曾就诊于外院，考虑为心肌炎后遗症，频发室早，给予"三磷酸腺苷""辅酶 Q10"等药治疗，室早未明显减少，症状也无明显缓解，为求中医治疗来诊。现症见心悸，胸闷，劳累后症状加重，乏力，气短。

查体：心音低，心律不齐。舌红，苔少，脉结代。

辅助检查：心电图检查提示窦性心律，频发室早，ST 段改变。

中医诊断：心悸。

中医辨证：气阴两虚，热毒内蕴。

治法：益气养阴，清热解毒。

方药：生脉饮加味。党参 30g，醋五味子 10g，大青叶 25g，醋酸枣仁 20g，麦冬 15g，生地黄 15g，金银花 15g，紫草 15g。14 剂，日 1 剂，水煎服。

二诊时间：2019 年 7 月 10 日。

患者服药 14 剂后，心悸、胸闷症状好转，复查心电图未见室早。继服初诊方，14 剂。

三诊时间：2019 年 10 月 9 日。

患者连服初诊方近 3 个月，其间未出现心悸、胸闷等症状，数次复查心电图均未见室早。患者自觉体虚怕风，嘱患者口服玉屏风散以巩固疗效。

随访 3 个月余，患者无心悸，复查心电图未见室早。

【按语】

患者曾患心肌炎，此后心悸、胸闷多于劳累后出现或加重。患者由于体虚卫表不固，从而容易感受外邪，加之体质尚虚，遇劳则心悸发作或加重，病久气阴伤耗，治疗时选用生脉饮加减益气养阴，其中大青叶、金银花可清解余热。患者体虚怕风，为表虚卫气不固之象，嘱患者口服玉屏风散增强机体抗邪能力，巩固疗效。

医案 3：潘某，女，55 岁。

初诊时间：2019 年 11 月 18 日。

主诉：心悸 2 个月。

现病史：患者 2 个月前发现有肿物从阴道内脱出，经检查确诊为重度子宫脱垂，阴道前后壁膨出，行子宫全切术，术后第 5 天出现心悸胸闷，汗多，气短，心电图检查提示窦性心律，频发室早，部分呈三联律，服用西药（具体不详）后出现不适，遂来诊。现症见心悸，胸闷，盗汗，气急气短，头晕眼花，口干，大便干燥。

查体：言语低沉，舌红，苔少，脉细结代。

中医诊断：心悸。

中医辨证：气阴两虚，心阳不足。

治法：益气养阴，通阳复脉。

方药：复脉汤加减。炙甘草 15g，生地黄 15g，桂枝 10g，当归 10g，熟地黄 15g，北沙参 15g，白芍 15g，党参 30g，牡蛎 30g（先煎），糯稻根 30g，麦冬 20g。7 剂，日 1 剂，水煎分 3 次温服。

二诊时间：2019 年 11 月 25 日。

患者服药 1 周后症状明显减轻，室早消失，复查心电图未见明显异常。

【按语】

患者平素为气虚之体，又经手术，致气血两虚。气虚则表卫不固，易感受外邪，汗出多。汗为心之液，汗多易致心阴心阳随汗外泄，使脉气不能顺接。本案辨证为气阴两虚，心阳不足，治疗时用党参、炙甘草补气益气，生地黄、麦冬、白芍、北沙参滋阴补血，熟地黄、当归补血行血，同时用桂枝、糯稻根、牡蛎温阳复脉敛汗。其中，温阳药用量不宜过大，比如桂枝用10g即可。

医案4：李某，男，50岁。

初诊时间：2020年1月8日。

主诉：心悸半年。

现病史：患者半年前出现心悸，伴心前区憋闷，范围约手掌大小，间断口服"速效救心丸""硝酸异山梨酯"等药物，心电图提示窦性心律不齐，室早，T波改变。曾于当地医院就诊，完善相关检查后诊断为冠心病，窦性心律不齐，室早，T波改变，给予对症治疗后症状缓解不明显，为求中医治疗来诊。现症见心悸，心前区憋闷时作。

查体：舌质青紫，边有瘀斑，脉结代。

中医诊断：心悸。

中医辨证：气滞血瘀。

治法：理气活血，化瘀通脉。

方药：桃红四物汤合丹参饮加减。当归30g，丹参25g，木香15g，瓜蒌30g，磁石30g（先煎），佛手15g，白芍15g，甘松10g，桃仁15g，红花15g，檀香6g，酸枣仁25g。7剂，日1剂，水煎分3次温服。

二诊时间：2020年1月15日。

患者服药7剂后自觉心悸症状明显减轻，无胸闷，多次复查心电图偶有室早。效不更方，继服初诊方，7剂。

三诊时间：2020 年 1 月 22 日。

患者再服药 7 剂后，心悸、胸闷症状好转，室早消失，病情稳定。

【按语】

本案中患者气滞血瘀，心脉不通，故见心悸、心前区憋闷、舌青紫有瘀斑，治疗上采用理气活血、化瘀通脉之法，血脉通畅后，脉律即可复常。临床上，有些气滞血瘀证兼见气虚，此时除活血化瘀通脉外，还应注意补气，常用中药有黄芪、党参等。如果痰瘀阻滞胸中，导致心脉不通，临床上常见胸闷重，心痛轻，眩晕，恶心，纳呆，舌苔腻，脉滑等，治疗时以理气化痰为法，常用中药有瓜蒌、薤白、清半夏、枳实（壳）、厚朴、陈皮、竹茹、石菖蒲、远志、胆南星等。

医案 5：王某，男，26 岁。

初诊时间：2020 年 5 月 6 日。

主诉：心悸、胸闷 3 个月。

现病史：患者 3 个月前出现心悸、胸闷，曾于外院行心电图检查提示窦性心律，室早，予以"美托洛尔""普罗帕酮"等药物口服治疗，未见明显改善，为求中医治疗来诊。现症见心悸，胸闷，梦多失眠，心烦易怒，安静时室早次数较多，活动时室早次数反而减少。

查体：舌红、苔薄黄，脉结代。

中医诊断：心悸。

中医辨证：肝阴不足，心火偏亢。

治法：养阴清心，宁心复脉。

方药：天王补心丹加减。生地黄 15g，天冬 15g，麦冬 15g，醋酸枣仁 25g，醋五味子 20g，柏子仁 15g，玄参 10g，当归 15g，连翘 10g，竹叶 10g，丹参 30g，龙骨 30g（先煎）。7 剂，日 1 剂，水煎分 3 次温服。

二诊时间：2020 年 5 月 13 日。

患者服药 1 周后症状明显减轻，室早偶发。继服初诊方，7 剂。

三诊时间：2020 年 5 月 20 日。

患者服药后室早消失，复查心电图未见异常。

随访半年，患者室早未复发。

【按语】

本案中患者平素肝火偏旺，久则肝阴耗伤，心火偏亢，导致心悸不宁，心烦易怒，梦多失眠，治当养阴清心，宁心复脉，方选天王补心丹加减，药证合拍，脉复如常。

医案 6：吴某，男，65 岁。

初诊时间：2020 年 8 月 3 日。

主诉：心悸 1 周。

现病史：患者 1 周前被摩托车撞倒，当时行检查未见明显异常，但此后患者时感心悸，易紧张，夜间易醒易惊，胸闷不适。

查体：早搏每分钟 5～7 次。舌苔薄，脉弦结代。

辅助检查：心电图检查可见室早。

中医诊断：心悸。

中医辨证：心虚胆怯。

治法：养血宁心安神。

方药：百合地黄汤合甘麦大枣汤加减。炙甘草 10g，琥珀粉

6g（冲服），小麦 10g，大枣 10 枚，生地黄 20g，百合 30g，丹参 30g，龙骨 30g（先煎），酸枣仁 20g，炙远志 10g。7 剂，日 1 剂，水煎分 3 次温服。

二诊时间：2020 年 8 月 10 日。

患者服药 7 剂后，心悸减轻，复查心电图室早消失。效不更方，继服 14 剂。

三诊时间：2020 年 8 月 24 日。

患者服药期间无明显不适，心电图检查正常。停药观察。

【按语】

本病案中患者的心悸由心虚胆怯所致。惊恐伤心，心虚胆怯则善惊易恐，惊则心悸、多梦、易醒，治当宁其心以壮胆气，方用百合地黄汤合甘麦大枣汤养血宁心安神，加龙骨收敛心神，酸枣仁、炙远志、琥珀粉镇惊安神，丹参清心除烦，心宁、神安、胆壮则心悸止。

医案 7：朱某，女，73 岁。

初诊时间：2020 年 10 月 14 日。

主诉：心悸 5 年，加重 1 周。

现病史：患者 5 年开前始偶尔会出现心悸，伴有胸闷，活动后明显，多次进行心电图检查均提示心律失常，心率最快时可达 160 次 / 分，于外院完善其他检查后诊断为阵发性室上性心动过速，建议行射频消融治疗，患者不同意。近 1 周心悸发作明显较前频繁，发作时症状也较前明显加重，一周内发作数次，甚至一天内即发作数次，发作时心率 130 ～ 160 次 / 分，每次发作时都有明显心悸，胸闷，气短，甚至喘促，烦躁，时有眩晕发作，健忘，纳少，睡眠差。

查体：表情淡漠，舌淡红，舌体胖大，脉细。

中医诊断：心悸。

中医辨证：心脾两虚。

治法：养血健脾，宁心定悸。

方药：归脾汤加减。白术 20g，茯神 20g，龙眼肉 20g，醋酸枣仁 25g，人参 10g，当归 15g，木香 15g，炙甘草 10g，黄芪 25g，远志 15g，首乌藤 50g，合欢花 15g，生姜 5 片，大枣 3 枚。7 剂，日 1 剂，水煎分 3 次温服。

二诊时间：2020 年 10 月 21 日。

患者服用 7 剂后，心悸症状有所缓解。效不更方，再服 7 剂。

三诊时间：2020 年 11 月 23 日。

患者服药后，诸症较前好转。停药观察。

【按语】

归脾汤能够益气养心安神，对由心脾两虚引发的心悸、胸闷、胸痛等症状有良好的治疗效果。归脾汤中的人参、白术、黄芪、炙甘草、生姜、大枣皆性温，能够补气通气，茯神、龙眼肉、醋酸枣仁能够宁心安神，当归能够补心血，护肝血，远志能够交通心肾，木香能够行气顺气，滋养心脾。中医学认为，心为君主之官，主血脉，脾为后天之本，主运化。如若心血不足，脾气不健，则心失所养，脾失运化，心神失摄，出现心悸。归脾汤能够健脾气、补心血，脾气健则气血得以生化，心血足则气血运行通畅，心脾气血充足，心脉得到濡养，诸症可消。

第十五节　胸　痹

医案 1：代某，女，56 岁。

初诊时间：2019 年 5 月 20 日。

主诉：反复胸闷、胸痛 3 年余，加重 3 天。

现病史：患者近 3 年时有胸闷、胸痛，活动后加重，时伴心慌、乏力、气短，自诉服"复方丹参滴丸"后有所缓解。近 3 天劳累后胸闷、胸痛加重，伴头晕、乏力，自行服"复方丹参滴丸"后无明显缓解，遂来我院求治。现症见胸闷，胸痛，时有心慌，活动后加重，头晕，乏力，纳差，夜寐多梦，二便调。

既往史：慢性胃炎病史 6 年。否认高血压、脑梗死、糖尿病等其他病史。

个人史：无吸烟、饮酒等嗜好。

家族史：无家族遗传病史。

查体：心律齐，心率 70 次 / 分，心脏各听诊区未闻及明显病理性杂音。面色无华，舌淡暗，苔白，脉沉无力。

辅助检查：心电图示窦性心律，ST-T 轻度改变。

中医诊断：胸痹。

中医辨证：心脾两虚，气虚血瘀。

西医诊断：冠心病，心绞痛。

治法：补脾养心，化瘀通络。

方药：归脾汤合丹参饮加减。黄芪 30g，当归 15g，人参 10g，茯苓 15g，白术 10g，炙甘草 10g，丹参 15g，檀香 5g，砂仁 5g（后下），麦芽 15g，首乌藤 20g，远志 15g，生姜 10g，大枣5个。7剂，水煎服。

二诊时间：2019年5月27日。

患者胸闷、胸痛减轻，头晕、心慌好转，纳差，夜寐多梦。舌红，苔薄白，脉沉。初诊方加酸枣仁15g，柏子仁15g，六神曲15g，焦山楂15g，7剂。

三诊时间：2019年6月3日。

患者诸症缓解，继服二诊方7剂。

1周后随访，病获痊愈。

【按语】

胸痹这一病名最早见于《黄帝内经》，在关于真心痛的描述中，患者手足青至节，发病时心痛症状很重，对预后也有描述，即旦发夕死，夕发旦死，可见古人对疾病的发生发展和预后已经有较全面的认识。张仲景在《金匮要略》中也明确指出"阳微阴弦，即胸痹而痛"，"阳微"即本虚，即"今阳虚知在上焦"，是心之阴阳气血亏虚的表现，"阴弦"被认为是标实，提示邪气郁阻脉络。心主血，而血脉正常运行的动力主要源于体内宗气的推动。《黄帝内经》中对宗气的生发和功能有详细描述，认为宗气是存于胸中，从咽喉而出的，贯穿人体整个心脉，对呼吸也有重要作用。宗气的生成与脾胃运化功能明显相关。本案患者素体脾虚，脾虚则宗气衰，鼓动无力，心失所养，故胸闷胸痛。脾虚运化无力，故纳差。心神失养，故夜寐多梦。心脾两亏，周身气血不足，不能及时濡养全身，因此患者会有头晕、周身乏力的症状。本案取归脾汤补益心脾，取丹参饮行气活血、通络止痛。全方补益心脾，活血通络，使全身气血平和，诸症缓解。

医案 2：于某，女，47 岁。

初诊时间：2019 年 11 月 16 日。

主诉：胸闷气短时作 1 年，加重伴胸痛半个月。

现病史：患者 1 年前无明显诱因出现胸闷气短时作，多于情绪激动时发作。近半个月来生气后自觉胸闷气短较前加重，时伴胸痛，自行服用"银杏片"，症状无明显缓解，遂来诊。现症见胸闷气短，时有胸痛，善太息，手足不温，纳食可，夜寐多梦，二便调。

既往史：既往体健。

月经史：近 1 年月经不调，月经已 2 个月未行。

家族史：否认家族遗传病史。

查体：心律齐，心率 71 次 / 分，心脏各听诊区未闻及明显病理性杂音。舌淡暗，有瘀斑，苔白，脉沉弦。

辅助检查：心电图提示窦性心律，T 波轻度改变。

中医诊断：胸痹。

中医辨证：肝郁气滞，瘀血阻滞。

西医诊断：冠心病，心绞痛。

治法：疏肝解郁，化瘀通络。

方药：柴胡疏肝散合桂枝茯苓丸加减。北柴胡 15g，枳壳 15g，川芎 10g，丹参 15g，陈皮 10g，白芍 10g，香附 15g，桂枝 10g，茯苓 15g，牡丹皮 10g，桃仁 15g，郁金 15g，甘草 5g。7 剂，水煎服。

二诊时间：2019 年 11 月 23 日。

患者胸闷气短、胸痛较前缓解，心情好转，夜寐欠安。初诊方加合欢皮 15g，酸枣仁 10g，7 剂。

三诊时间：2019 年 11 月 30 日。

患者无明显胸闷气短、胸痛，夜寐好转，月经已来潮。继服二诊方，7 剂，以巩固疗效。

【按语】

胸痹心痛病位在心，与肝、脾、肾等脏腑明显相关。肝脏喜条达，恶抑郁，主疏泄，心主血，血脉瘀阻，不通则痛。患者情志不畅，气机阻滞，肝脏失于条达，气机郁滞，气滞血瘀，心脉瘀阻，则可出现胸闷气短、胸痛、善太息。肝郁气滞，阳气不达四末，故手足不温。月经不调、舌质淡暗有瘀斑、脉沉弦为气滞血瘀之象。本案取柴胡疏肝散疏肝理气，活血止痛，方中北柴胡、香附能疏肝行气宽胸，川芎善于治疗各种血瘀气滞引发的疼痛，还有行气活血的功效，陈皮与枳壳能够疏肝理气，消滞宽中，白芍、甘草能养血柔肝，合用桂枝茯苓丸活血化瘀。诸药合用，共奏疏肝解郁、化瘀通络之效。

医案 3：王某，女，72 岁。

初诊时间：2020 年 2 月 12 日。

主诉：反复胸闷 3 个月，加重 1 周。

现病史：患者近 3 个月来反复在活动期间出现胸闷症状，无明显胸痛，休息后可自行缓解，近 1 周患者自觉胸闷症状加重，偶有胸痛，未系统诊治。现症见胸闷，偶有胸痛，头晕头痛，五心烦热，口干，纳食可，少寐多梦，小便调，大便干。

既往史：既往体健。

个人史：平素性格内向，爱生气。

家族史：否认家族遗传病史。

查体：心律齐，心率 75 次/分，心脏各听诊区未闻及明显病理性杂音。舌红，苔少，脉弦细略数，舌下络脉曲张青紫。

辅助检查：心电图提示窦性心律，ST-T 轻度改变。

中医诊断：胸痹。

中医辨证：阴虚火旺，气滞血瘀。

西医诊断：冠心病，稳定型心绞痛。

治法：滋阴降火，行气化瘀。

方药：天王补心丹加减。柴胡 15g，黄芩 10g，丹参 15g，当归 15g，川芎 15g，生地黄 15g，玄参 15g，五味子 10g，麦冬 15g，天冬 15g，赤芍 15g，酸枣仁 10g，柏子仁 15g，火麻仁 15g。7 剂，水煎服。

二诊时间：2020 年 2 月 19 日。

患者诉胸闷较前好转，无胸痛，夜寐好转，大便通畅，时有头晕头痛。舌红，苔少，脉细。初诊方加枸杞子 15g，菊花 15g，7 剂。

三诊时间：2020 年 2 月 26 日。

患者诉无胸闷，无明显头晕头痛。舌淡红，苔薄白，脉细。继服二诊方，7 剂，以巩固治疗。嘱患者调情志，忌食辛辣肥厚之品。

【按语】

该患者为老年女性，年迈肾衰，营血虚少，心之气血虚损，心神失养，故少寐多梦。患者年高，肾精亏虚，肾水不能涵养肝木，肝气郁结而化火，故口干、头晕、大便干结、脉细略数。肝郁气滞，日久成瘀，故胸闷、胸痛、舌下络脉曲张青紫。本案以天王补心丹加减治疗，全方滋阴降火，行气化瘀。二诊时患者胸闷较前好转，头晕头痛无明显缓解，故加枸杞子、菊花以滋阴平肝。

医案 4：李某，男，60 岁。

初诊时间：2020 年 2 月 11 日。

主诉：阵发性胸闷、胸痛 2 年，加重 3 天。

现病史：患者 2 年来时常出现胸闷、胸痛，于外院诊断为"冠心病"，平素口服"丹参片"维持。3 天前情绪激动后出现胸闷、胸痛、气短，应用硝酸酯类药物后未见明显改善，遂来我院诊治。现症见胸闷，胸痛，口干苦，咳嗽，痰多而黏，纳食可，心烦少寐，小便正常，大便干。

既往史：高血压 3 级病史 6 年余，平素口服苯磺酸氨氯地平片联合盐酸特拉唑嗪胶囊降压治疗，血压控制在（140 ～ 150）/（80 ～ 90）mmHg。否认其他病史。

个人史：平素性情急躁，有吸烟、饮酒史。

家族史：否认家族遗传病史。

查体：血压 150/90mmHg，心律齐，心率 68 次 / 分，心脏各听诊区未闻及明显病理性杂音。面红，舌红，苔黄，脉弦滑。

辅助检查：肌钙蛋白测定无异常。心电图示窦性心律，ST-T 改变。

中医诊断：胸痹。

中医辨证：痰热壅塞，心脉闭阻。

西医诊断：冠心病，心绞痛。

治法：化痰清热，宣通脉络。

方药：黄连温胆汤合瓜蒌薤白半夏汤加减。瓜蒌 25g，黄连 10g，薤白 10g，竹茹 15g，半夏 15g，胆南星 15g，天竺黄 15g，茯苓 20g，石菖蒲 20g，郁金 15g，枳壳 10g，陈皮 10g。7 剂，水煎服。

二诊时间：2020 年 2 月 18 日。

患者服药后胸闷、胸痛、气短减轻，咳痰减少，心烦少寐，大便稍干。舌质红，苔白腻，脉弦略滑。初诊方加生龙牡各 10g（先煎），酒大黄 10g，7 剂。

三诊时间：2020 年 2 月 25 日。

患者无明显胸闷、胸痛、气短，咳痰明显减少，无心烦，夜寐好转，大便正常。舌淡红，苔白微腻，脉弦。继服二诊方，7 剂。

1 周后随访，患者诸症明显改善。

【按语】

胸痹的病因多为外感六淫、七情失调、饮食不节或劳役所伤，病机关键是气血阴阳亏虚，以及气滞、血瘀、痰浊、寒凝所致的心脉挛急。该患者久嗜烟酒，内伤脾胃，运化失司，痰湿内生，复因情志不遂，气郁化火，痰热壅塞心之脉络，脉络气血运行不畅，故见胸闷、胸痛、气短。痰热扰心，故心烦少寐。口干且苦，痰多且黏。舌红，苔黄而腻，脉弦滑为痰热内蕴之象。方选黄连温胆汤合瓜蒌薤白半夏汤加减。方中瓜蒌可清热化痰、宽中、润肠，导痰热下行，黄连清心泻火，竹茹、胆南星、枳壳、天竺黄清化痰热，半夏、茯苓、陈皮涤痰化浊，石菖蒲、郁金化痰开窍、薤白宣通心脉、宽胸下气。诸药相合，可清热化痰，宣通脉络。

医案 5：王某，男，72 岁。

初诊时间：2021 年 3 月 5 日。

主诉：反复胸闷、胸痛 5 年，加重 3 天。

现病史：患者 5 年前无明显诱因首次出现胸闷、胸痛，曾于外院行心电图检查提示窦性心动过缓，自服"心宝丸"后症状有所缓解。近 3 天感冒后胸闷、胸痛加重，伴畏寒肢冷，遂来诊。现症见胸闷，胸痛，胃脘胀满，畏寒，肢冷，食欲减退，二便调。

既往史：否认高血压、糖尿病及脑血管疾病病史。否认传染病病史。

个人史：无吸烟、饮酒等嗜好。

家族史：无家族遗传病史。

查体：心律齐，心率 52 次 / 分，心脏各瓣膜听诊区未闻及病理性杂音。舌紫暗，苔薄白，脉细涩。

辅助检查：心电图示窦性心律，ST-T 改变。

中医诊断：胸痹心痛。

中医辨证：心阳不振，阴寒凝滞。

西医诊断：冠心病，稳定型心绞痛。

治法：温阳通脉，宣痹散寒。

方药：枳实薤白桂枝汤合当归四逆汤加减。瓜蒌 25g，白芍 10g，薤白 20g，当归 15g，炙甘草 10g，丹参 15g，枳实 15g，细辛 3g，通草 10g，厚朴 10g，桂枝 15g，大枣 5 个。7 剂，水煎服。

二诊时间：2021 年 3 月 12 日。

患者胸闷、胸痛、畏寒肢冷有所缓解，胃脘胀满无明显好转。舌紫暗，苔薄白，脉细涩。初诊方加生姜 10g，半夏 10g，党参 10g，7 剂。

三诊时间：2021 年 3 月 19 日。

患者诸症较前改善。舌质暗淡，苔白，脉沉而细。继服二诊方，14 剂。

2 周后随访，患者诸症消失。

【按语】

《太平圣惠方》对胸痹心痛有大篇幅的描述，认为胸痹心痛由脏腑虚弱，感受寒邪，寒冷邪气在体内聚集，攻入胸中而乘于心，正气与邪气交争，引发阳气进一步亏损，阴气有余，阴阳失衡所致，可见素体虚弱、心阳不振、阴寒凝滞是胸痹心痛的重要病机。本案患者以胸闷、胸痛为主症而就诊，辨为心阳不振，阴寒凝滞。心阳亏虚而阴有余，寒凝心脉，痹阻不通，引发胸闷、胸痛。《金匮要略》对胸痹病有较多描述，认为胸痹患者心中痞闷，留气结于胸中，胸内满闷，胁下逆抢心，建议应用枳实薤白桂枝汤进行治疗。《伤寒论》则提到患者手足厥寒，脉细似欲绝时，应使用当归四逆汤进行救治。本案用枳实薤白桂枝汤合当归四逆汤加减，以辛温通阳，开痹散寒，患者服后诸症缓解。

第十六节　胃　痛

医案 1：郝某，女，42 岁。

初诊时间：2020 年 5 月 25 日。

主诉：胃脘灼热疼痛时作时止 2 年，再发加重 3 天。

现病史：患者 2 年来因琐事始终郁郁寡欢，胃脘灼热疼痛时作时止，每遇情绪刺激、饮食不慎加重，曾服"气滞胃痛冲剂"等药物治疗，效果一般。3 天前因过食辛辣之物胃脘灼热疼痛再发加重。现症见胃脘灼热疼痛，脘胀，食后加重，纳呆，口苦，泛酸，小便黄赤。

既往史：既往体健。

个人史：平素无不良嗜好。

家族史：否认家族遗传病史。

查体：面色萎黄。舌质红，苔黄腻，脉弦滑略数。

辅助检查：胃镜检查示糜烂性胃炎伴胆汁反流。

中医诊断：胃痛。

中医辨证：肝胃郁热，湿热蕴中。

西医诊断：糜烂性胃炎伴胆汁反流。

治法：清热化湿，泻肝和胃。

方药：黄连温胆汤加减。半夏15g，茯苓20g，陈皮15g，枳实10g，竹茹15g，黄连15g，泽泻15g，紫苏梗10g，甘草10g，夏枯草10g。6剂，日1剂，水煎服，每日2次。

二诊时间：2020年6月1日。

患者服药6剂后，胃脘灼痛、脘胀、口苦、泛酸明显减轻。舌质淡红，苔腻略黄，脉弦滑。初诊方加吴茱萸10g，砂仁10g（后下），6剂。

三诊时间：2020年6月7日。

患者服药6剂后，食欲正常，但食后仍略觉脘胀，此为湿热已除、肝胃郁热已清的表现，但湿热久居，已伤脾胃，脾胃纳运功能受损。二诊方加白术15g，4剂。

【按语】

本案中患者因情绪刺激、饮食不慎等原因，脾胃受纳、运化功能失职，湿热蕴积中焦，气机升降失常，不通则痛，又热性燔灼，故胃脘灼热疼痛。中焦脾胃气机升降失常，故脘胀，且进食后加重，不思饮食。肝郁化热犯胃，故见泛酸，如《证治汇补》所言：大凡积滞中焦，久郁成热，则木从火化，因而作酸者，酸之热也。口苦、小便黄赤、舌质红、苔黄腻、脉弦滑略数是肝胃郁热，湿热蕴中的表现。治用黄连温胆汤，加泽泻、夏枯草以清热化湿，加紫苏梗以理气止痛。二诊时加用的吴茱萸，与黄连合用取左金丸泻肝和胃之效。药证相符，收桴鼓之效。

医案 2： 梁某，男，57 岁。

初诊时间：2020 年 11 月 8 日。

主诉：胃脘胀满疼痛 1 个月，加重 1 周。

现病史：患者 1 个月前因情志不畅而胃脘胀满疼痛，未系统诊治，症状时轻时重，1 周前因情志不畅胃脘胀满疼痛再发加重，故来诊。现症见胃脘胀满不舒，疼痛，连带两胁不适，经常无故叹气，嗳气连连，泛酸，口干苦，舌燥，大便不畅。

既往史：既往体健。

个人史：平素急躁易怒，嗜烟酒。

查体：腹软，剑突下压痛（±），墨菲征（-），麦氏点无压痛、反跳痛。面色少华。舌红，苔薄，脉弦。

辅助检查：胃镜检查示糜烂性胃炎伴胆汁反流。

中医诊断：胃痛。

中医辨证：肝气犯胃。

西医诊断：糜烂性胃炎伴胆汁反流。

治法：疏肝理气，健脾和胃。

方药：柴胡疏肝散加减。柴胡 15g，香附 15g，陈皮 15g，川楝子 10g，白芍 15g，川芎 15g，茯苓 20g，姜半夏 10g，甘草 10g，竹茹 15g，黄连 10g，海螵蛸 20g（先煎），瓦楞子 20g（先煎）。7 剂，水煎服。

医嘱：调畅情志，忌食辛辣油腻之品。

二诊时间：2020 年 11 月 15 日。

患者用药后，自觉胃脘胀痛、嗳气及口干苦等症状均显著改善，仍有泛酸，胃内嘈杂，大便不畅。舌红，苔薄，脉弦。初诊方加炒白术 15g，吴茱萸 5g，7 剂。

三诊时间：2020 年 11 月 22 日。

患者服药后诸症明显改善。舌红，苔白，脉微弦。停药观察。

【按语】

西医学中胃痛多见于急（慢）性胃炎或胃溃疡。中医学认为，胃痛与饮食不洁、饮食不节、情志不遂、外感寒邪、脾胃本虚等多种因素相关，其中肝气犯胃是常见因素之一。《沈氏尊生书》中描述胃痛是由邪气侵扰胃脘引发的，但以肝气犯胃症状为最重，肝木性暴，克制胃肠。叶天士也有类似的观点，认为足厥阴肝经乘足阳明胃经，胃长期受损，则肝木横气也越发严重，指出肝气不遂，郁结不通，肝气犯胃是胃病的主要发病机制。本案中，患者平素急躁易怒，近 1 个月来因情志不畅，肝脏不得疏泄，冲逆犯胃，气滞于胸，故胃脘胀痛，连带两胁不适；肝气郁滞，脾胃升降失司，故见嗳气连连；肝胃气郁，久而化热，因此口干苦，胃内嘈杂不舒，泛酸；气机不畅，肠道传导功能异常，因此大便不畅；脉弦是肝郁气滞的表现。

张仲景曾强调，见到肝病，就应想到肝病容易传脾，因此治疗时应顾护脾胃。本案中患者肝气郁滞，在疏肝理气的同时，也要注意健脾和胃。方中柴胡为君药，疏肝理气，祛病之源头；香附理气疏肝而止痛，川芎活血行气而止痛，二药相伍，可助柴胡解肝经之郁滞，并增行气活血止痛之效，川楝子可增强柴胡疏肝解郁之效，二者共为臣药；陈皮理气行滞，白芍、甘草养血柔肝，缓急止痛，茯苓益气健脾，与君药配伍，能够达到抑肝扶脾的效果，黄连能清肝胆实热，以上均为佐药；甘草调和诸药，又为使药，姜半夏、竹茹降逆止呕，海螵蛸、瓦楞子抑酸，同为使药。诸药合用，可达到疏肝、理气、健脾、和胃、止痛的效果。

医案 3：苑某，女，52 岁。

初诊时间：2021 年 1 月 6 日。

主述：胃脘疼痛反复发作 1 年，加重 1 周。

现病史：患者 1 年前吃生冷食物后出现胃脘疼痛，此后反复发作，发作时胃脘隐隐作痛，伴胃中嘈杂不安，饥饿但不欲进食，进食后疼痛加剧，曾自行服药（具体不详），但症状仍不见改善，病情时好时坏，病来无泛酸，无脘胀，口不渴。近 1 周上述症状加重，且倦怠乏力，二便如常。

既往史：既往体健。

个人史：平素无不良嗜好。

家族史：否认家族遗传病史。

查体：腹软，胃脘部压痛，无反跳痛及肌紧张。形体瘦小，面色偏黄，无光泽。舌苔白而厚腻，脉濡。

辅助检查：纤维胃镜检查提示慢性浅表性胃炎。

中医诊断：胃痛。

中医辨证：脾胃虚寒，宿食积滞。

西医诊断：慢性浅表性胃炎。

治法：温中健脾，消食化滞止痛。

方药：附子理中丸合保和丸加减。附子 10g（先煎），党参 20g，炒白术 15g，干姜 10g，白芍 20g，甘草 10g，高良姜 15g，香附 20g，麦芽 15g，六神曲 15g，焦山楂 15g，柴胡 20g，陈皮 15g，砂仁 10g（后下），延胡索 15g。7 剂，水煎服。

二诊时间：2021 年 1 月 13 日。

患者服药后自觉疼痛症状显著改善，胃内嘈杂症状也明显改善，一般状态良好，但仍时觉体倦，周身无力。舌淡，苔白，脉弦缓。初诊方加栀子 15g，7 剂。

三诊时间：2021 年 1 月 20 日。

患者服药后诸症尽消。停药观察。

【按语】

该患者进食生冷食物，伤及脾胃之阳，脾胃运化功能异常，宿食留滞，虚中夹滞。方中以附子、党参、干姜、高良姜温中健脾，促进消化；白芍滋养胃阴，让胃之阴阳和谐，促进脾胃生理功能的恢复，帮助饮食水谷化生成精微物质，并运送至全身各处；香附、焦山楂、六神曲、麦芽有助于祛除积食，疏通胃肠，同时能提高白芍的养阴效果；炒白术益气健脾，与陈皮、柴胡合用可宽中行气；砂仁温脾理气；延胡索止痛；甘草调和诸药。诸药合用，可达到温中健脾、消食化滞止痛的效果。

医案 4：宋某，女，50 岁。

初诊时间：2021 年 2 月 20 日。

主诉：胸骨后灼热、胃脘胀满 1 个月。

现病史：患者 1 个月来胸骨后有灼热感，吞咽受阻，胃脘胀满，吃生冷食物后加剧，时有恶心，嗳气，泛酸，纳呆，大便秘结。

既往史：既往体健。

个人史：平素无不良嗜好。

家族史：否认家族遗传病史。

查体：腹软，无压痛、反跳痛及肌紧张。面色少华，舌质淡红，舌苔薄黄，脉弦滑。

辅助检查：胃镜检查示食管裂孔疝，反流性食管炎。

中医诊断：胃痛。

中医辨证：痰热互结。

西医诊断：食管裂孔疝，反流性食管炎。

治法：宽胸理气，涤痰开结。

方药：小陷胸汤加味。黄连 6g，法半夏 15g，瓜蒌 20g，厚朴 10g，香附 20g，吴茱萸 15g，乌药 10g，砂仁 15g（后下）。3 剂，水煎服。

二诊时间：2021 年 2 月 23 日。

患者服药 3 剂后，胸骨后烧灼感、胃脘胀满减轻，进食也较前顺畅，余诸症亦减轻。舌质淡红，舌苔薄黄，脉弦滑。效不更方，续服 3 剂。

三诊时间：2021 年 2 月 27 日。

患者服药 3 剂后，诸症均明显好转，进食顺利。舌质淡红，舌苔薄白，脉弦滑。初诊方去黄连、乌药，7 剂。

四诊时间：2021 年 3 月 6 日。

患者诸症均已缓解，继服三诊方 3 剂。

【按语】

此病案中，患者胃脘胀痛，胸骨后有灼热感，舌苔薄黄，脉弦滑，系内有郁热。小陷胸汤出自《伤寒论》，具有清热化痰、宽胸散结之功效。本案治疗时在小陷胸汤的基础上又加入了理气之品，使气降热清而痰消，故诸症除。

第十七节 呃 逆

医案 1：王某，男，27 岁。

初诊时间：2019 年 9 月 15 日。

主诉：呃逆 4 天。

现病史：患者 4 天前出现呃逆，呃声低微，胁痛，自幼身体虚弱。现症见呃声低微，胁痛，大便溏。

查体：面色㿠白略红。舌淡，苔白，脉弱。

中医诊断：呃逆。

中医辨证：脾胃虚寒。

治法：温补脾胃，降逆止呃。

方药：党参 10g，丁香 10g，柿蒂 30g，生姜 10g，附子 5g（先煎），茯苓 10g，干姜 10g。7 剂，日 1 剂，水煎温服。

患者服药 3 天后电话告知病豁然而愈。

【按语】

患者呃声低微，胁痛，面色㿠白略红，大便稀溏，舌苔白，脉弱无力，皆为脾胃虚寒之证，方用丁香柿蒂散加减，以温胃散寒，降逆止呃。

医案 2：毕某，男，72 岁。

初诊时间：2020 年 4 月 7 日。

主诉：呃逆 1 个月。

现病史：患者 1 个月前出现呃逆，纳差，萎靡不振，近 5 天未大便，多次应用番泻叶、"芦荟胶囊"及"开塞露"等药物治疗，用药时大便可改善，停药则便秘如故。现症见呃逆，大便秘结，肛门微热，小腹胀闷不舒，体倦乏力，口干渴，食欲减退，小便赤痛，量少。

查体：舌暗淡，苔微黄，脉数。

中医诊断：呃逆。

中医辨证：气阴两虚，虚火上逆。

治法：益气养阴，泄热通腑止逆。

方药：麦冬 15g，茯神 10g，远志 10g，制半夏 15g，龙齿 10g（先煎），陈皮 15g，党参 20g，薏苡仁 35g，生甘草 9g，生白术 15g。5 剂，日 1 剂，水煎温服。

二诊时间：2020 年 4 月 14 日。

患者服初诊方 5 剂后，便秘症状明显好转，小便如常，呃逆减轻。继服初诊方，7 剂。

1 周后随访，患者呃逆症状彻底消失，二便调，食欲恢复。

【按语】

本案患者为老年男性，平素脾胃虚弱，气阴亏虚。脾胃功能的发挥有赖于气的推动作用，气虚少力，则运化腐熟功能减弱，阴伤而胃气渐败，导致食欲减退；津液不足，肠中燥屎内结，故排便困难；津液不足，虚火上逆，进一步加重津液损伤，胃气上逆动膈，发为呃逆。治疗时注重益气养阴，泄热通腑止逆，使亏虚之气阴得补，上逆之虚火得清，故情况逐渐好转。

医案 3：陈某，男，58 岁。

初诊时间：2020 年 8 月 8 日。

主诉：呃逆半个月，加重 2 天。

现病史：患者半个月前无明显诱因出现呃逆，近 2 天症状加重，伴气喘，身热不扬。

查体：神志模糊，郑声。舌苔薄腻，脉弦细。

中医诊断：呃逆。

中医辨证：气阴两虚，胃气上逆。

治法：益气养阴，和胃安神。

方药：磁石 15g（先煎），茯神 15g，半夏 10g，柿蒂 20g，牡蛎 20g（先煎），远志 20g，竹茹 15g，陈皮 10g。6 剂，日 1 剂，水煎取汁 200mL，分早、晚两次温服。

患者服药后呃逆症状显著改善，可吃少量流食，上方共服 12 剂后症状完全消失。3 个月后电话随访，未见复发。

【按语】

本案患者为中年男性，体内宗气逐渐衰弱，证属气阴两虚，胃气上逆，临床用药时应注意顾护脾胃正气，益气与降逆同用。患者用药后不适症状迅速改善。

医案 4：石某，女，35 岁。

初诊时间：2020 年 9 月 23 日。

主诉：呃逆 10 余天。

现病史：患者呃逆反复发作 10 余天，未曾治疗。现症见呃逆反复发作，发作时声音高亢，嗳气，恶心未吐，痰多，咳嗽，咳白痰，10 余天未排便，头晕乏力，稍耳鸣，月经淋漓不尽。

查体：舌红，苔薄腻，脉弦涩。

中医诊断：呃逆。

中医辨证：肝胃不和。

治法：平肝通胃，顺气止呃。

方药：代赭石 25g（先煎），瓜蒌 20g，薤白 10g，茯苓

10g，远志 10g，川贝母 10g，旋覆花 20g（包煎），竹茹 10g，佛手 10g，麦芽 20g。5 剂，水煎服。配合左金丸口服。

二诊时间：2020 年 9 月 25 日。

患者服药 1 剂后肠鸣音即明显活跃，随之排便，排便 3 次后呃逆症状较前缓解，余无异常，服剩余中药后病愈。

【按语】

患者为年轻女性，证属肝胃不和，治疗以平肝通胃、顺气止呃为法。患者服药 5 周，呃逆症状完全消失，未再复发。

第十八节　呕　吐

医案 1：郭某，男，63 岁。

初诊时间：2020 年 5 月 7 日。

主诉：呕吐反复发作，生气后加重 10 年。

现病史：患者 10 年来呕吐反复发作，生气时加重，平素饮食正常时无特殊不适，若进食后生气或进食过多，即出现恶心呕吐，曾到外院就诊，完善胃镜检查未见明显异常，给予"香砂养胃丸""胃复安片"等药治疗，症状稍减，但仍有反复。平素头痛时即服"对乙酰氨基酚""维 C 银翘片"等，服后头痛减轻。曾到多家医院检查，头 CT 未见明显异常。现症见恶心呕吐，生气或多食后加重，时有头痛，纳差，大便干。

既往史：头痛病史 10 年。

查体：舌质暗红，苔白厚，脉沉细弱。

中医诊断：呕吐。

中医辨证：脾虚胃滞。

西医诊断：神经性呕吐。

治法：健脾化滞，理气止呕。

方药：二陈汤合益胃汤加减。党参10g，苍术10g，白术10g，茯苓20g，香橼10g，薏苡仁20g，白扁豆10g，木香10g，豆蔻10g（后下），枳实10g，槟榔10g，砂仁6g（后下），大黄6g，姜半夏10g，焦三仙各10g，炒鸡内金10g，甘草10g。7剂，每日1剂，水煎分早、晚两次温服。

二诊时间：2020年5月17日。

患者食欲改善，余症同前。初诊方去苍术、茯苓、薏苡仁、白扁豆、豆蔻，加枳实10g，厚朴10g，陈皮10g，姜竹茹10g，14剂。

三诊时间：2020年5月30日。

患者食欲好，食量增加，饭后呕吐症状消失。调整用药。

方药：党参10g，炒白术15g，猪苓10g，砂仁6g（后下），豆蔻10g（后下），焦三仙各15g，鸡内金10g，藿梗10g，枳实10g，厚朴10g，姜半夏10g，柴胡6g，葛根20g，升麻10g，甘草10g。14剂，每日1剂，水煎分早、晚两次温服。

【按语】

呕吐是一种常见病，本案中患者的病程较长，治疗不系统，未服用过中药汤剂，经系统检查未发现器质性病变。需要注意的是，患者素有头痛，且发病时间与呕吐的发病时间基本一致。头痛发作时为了镇痛即服用感冒药，感冒药内常含有伪麻黄碱等成分，而这些成分可对胃造成损伤，或可直接引起恶心呕吐，考虑患者长期用药伤及脾胃，脾失健运，胃气不降，滞塞不通而诱发诸症。治疗上，杨泽华选用二陈汤合益胃汤加减，以健脾化滞、理气止呕，同时嘱咐患者，感冒头痛时服感冒药要慎重。处方中加入党参、豆蔻、薏苡仁、白扁豆等药加强健脾利湿的作用，使正气足，邪自祛，为扶正祛邪之意。

医案 2：海某，男，40 岁。

初诊时间：2019 年 11 月 22 日。

主诉：呕吐反复发作 1 年，加重 6 个月。

现病史：患者家住农村，劳作归来饮食多生冷，1 年来呕吐反复发作，呕吐物为痰涎兼有食物残渣或酸水，多在饭后、情绪不佳时发作，伴有头痛，初起时自以为受凉，服生姜汤后有时可稍缓解。近 6 个月来每日发作 1 ～ 2 次，曾在数家医院做胃镜、超声、肝功能检查，以及神经内科检查等，均未得出明确诊断，治疗无效，因此来我院求治。现症见间断发作性呕吐，呕吐物为痰涎兼有食物残渣或酸水，多在食后、情绪不佳时发作，发作时伴有头痛，愁闷，善太息。

查体：腹壁薄软，未触及包块，上腹中部轻度压痛，加热或稍重按可缓解。形体较瘦，舌淡，苔白润，脉沉弱。

中医诊断：呕吐。

中医辨证：肝胃不和。

治法：疏肝和胃。

方药：吴茱萸汤加减。吴茱萸 10g，党参 15g，生姜 12g，红枣 12g，法半夏 10g，青皮 9g，橘红 10g，豆蔻 10g（后下）。4 剂，水煎服，日 1 剂。

二诊时间：2019 年 11 月 26 日。

患者服药后诸症消失。改用香砂六君子汤加减调理 3 周。

患者 3 周后复诊，饮食、精神良好。随访半年，未见发作。

【按语】

患者间断发作性呕吐，病属中医学"呕吐"范畴。结合呕吐物为痰涎兼有食物残渣或酸水，多在食后、情绪不佳时发作，发作时伴有头痛，愁闷，善太息，形体较瘦，舌苔白润，脉沉弱等临床表现，证属肝胃不和。寒邪内侵，久病脾胃虚寒，肝气乘胃，胃气上逆则呕吐，浊阴上扰清阳则头痛，治疗时选用吴茱萸汤加减，以温中补虚，降逆止呕。疏肝和胃。杨泽华临床治疗类似病症时应常配合精神疗法，促进药疗之功。

医案 3：胡某，男，38 岁。

初诊时间：2020 年 10 月 16 日。

主诉：恶心呕吐 2 天。

现病史：患者 2 天前劳累后出现恶心呕吐，恶寒，乏力，纳差，便秘，无发热、咽痛、咳嗽、身痛，自行服用"藿香正气液"后症状稍缓解，于今日来院就诊。

查体：舌淡，苔薄白腻，脉濡。

中医诊断：呕吐。

中医辨证：湿阻中焦。

治法：疏风利湿，升清降浊。

方药：苍术 10g，茯苓 15g，木香 6g，大腹皮 15g，羌活 10g，香附 10g，厚朴 10g，泽泻 10g，桔梗 10g，枳壳 15g，紫苏梗 15g，半夏 10g，桂枝 6g，蒲公英 20g，麦芽 30g，白术 15g，豆蔻 5g（后下），柴胡 10g，白芍 15g，陈皮 15g。6 剂，水煎服，每日 1 剂。

患者服药 2 剂后症状好转，药尽后痊愈。

【按语】

该患者的呕吐因湿阻中焦、胃气上逆而致，脾虚劳累，脾气失运，胃中壅塞，胃气失降，故而呕吐。藿香正气液祛肺胃不和之疾，表里同治，降胃气之功弱，于此案不力而效不显，可见治疗呕吐时应当以降胃气为第一要务。

医案 4：陈某，女，43 岁。

初诊时间：2021 年 1 月 18 日。

主诉：胃中不适 1 年，加重伴恶心呕吐 2 个月。

现病史：患者 1 年前开始出现饭后食滞胃中，到下次吃饭时仍觉胃中有食物停留，近 2 个月上述症状加重，伴有恶心呕吐，呕吐物为未消化的食物，无胃胀胃痛，平时以吃面食为主，很少吃肉，眠差，易醒，大便不成形，每日 1 次，有解不净感，量少，小便有解不尽感，无色黄或灼热感。

查体：舌质红，舌后部及两侧苔偏黄厚腻，脉沉滞。

中医诊断：呕吐。

中医辨证：肝胃不和。

治法：疏肝和胃。

方药：柴胡 10g，黄芩 10g，清半夏 12g，炒枳实 12g，白芍 10g，大黄 6g（后下），黄连 6g，生姜 3 片，大枣 3 枚。5 剂，水煎服，日 1 剂。

二诊时间：2021 年 1 月 22 日。

患者服药 1 周，胃中不适、恶心、呕吐等症已消，现食欲好，自觉腹内有食物停留，大便日 1 次，量少，有解不尽感，不干，小便可。经前乳房胀甚，经量较少，白带微黄。腹部按之疼痛，舌质红，舌后根部苔黄厚，舌前无苔，脉沉滞。

方药：当归 10g，生地黄 15g，桃仁 10g，红花 10g，赤芍 15g，柴胡 6g，川芎 6g，桔梗 6g，炒枳壳 10g，牛膝 10g，大黄 6g（后下），生甘草 3g，制香附 10g。7 剂，水煎服，日 1 剂。

【按语】

《伤寒论》云：伤寒中风，有柴胡证，但见一证便是，不必悉具。该患者恶心、呕吐，符合柴胡证喜呕的表现，所以给予柴胡剂，又因其大便尚不成形，有解不尽感，舌质偏红，可知其阳明胃腑和降失常，且性质偏热，故以和少阳、清阳明为法，选用大柴胡汤治疗。陈修园在《长沙方歌括》中将大柴胡汤概括为八柴四枳五生姜，芩芍三分二大黄，半夏半升十二枣，少阳实证下之良。

医案 5：张某，女，29 岁。

初诊时间：2020 年 4 月 11 日。

主诉：食后胃胀呕吐 2 年。

现病史：患者 2 年前出现食后胃胀、呕吐，吃晚餐后吐酸水，胃脘隐痛，眠差，二便可。

查体：舌质暗，苔白腻，脉沉滞。

中医诊断：呕吐。

中医辨证：胃口伏热。

治法：清热和胃降逆。

方药：炒麦芽 15g，炒神曲 10g，炒山楂 15g，黄连 6g，清半夏 10g，莱菔子 10g，厚朴 10g，瓦楞子 20g。5 剂，水煎服，日 1 剂。

【按语】

此病案的中医辨证为胃口伏热，故用黄连清泻胃口伏热，炒麦芽、炒神曲、炒山楂、莱菔子为和胃之佳品，加清半夏取大半夏汤降逆之义，与方中其他药物配伍，共奏清热和胃降逆之功。

医案 6：秦某，男，48 岁。

初诊时间：2021 年 1 月 5 日。

主诉：饭后即吐 5 年。

现病史：患者 5 年来饭后即吐，呕吐物为未消化的食物，恶心，偶有胃中灼热感，曾多次用中西药治疗（具体不详）无效，近半年体重下降 10kg，胃镜提示反流性、糜烂性食管炎，慢性浅表性胃窦炎，幽门螺杆菌阴性，病理提示（距门齿30cm）黏膜慢性炎症，伴乳头状瘤样增生，未见癌性病变。现症见饭后即吐，胃中有灼热感，矢气多，大便 1～2 天一行，质可，纳可，眠差，小便可，色黄，精神差。

既往史：抑郁症病史 15 年，轻度脂肪肝病史多年。

查体：舌红，舌下络脉瘀紫，苔黄腻，脉沉滞。

中医诊断：呕吐。

中医辨证：胃气上逆。

治法：降逆止呕。

方药：大黄 15g（后下），生甘草 6g。5 剂，水煎服，日 1 剂。

二诊时间：2021 年 1 月 11 日。

患者服初诊方 5 剂，服第 1 剂后未吐，服 4 剂后呕吐症状如前，饭后即吐，不吃饭时也恶心，胃内隐隐作痛，偶有灼心，矢气多，纳可，眠可，二便调。舌质红，舌下络脉瘀紫，苔黄，脉沉滞。调整方药。

方药：当归 10g，生地黄 15g，桃仁 12g，红花 10g，赤芍

15g，柴胡 6g，川芎 10g，桔梗 10g，炒枳壳 10g，牛膝 10g，制半夏 10g，生甘草 6g。15 剂，水煎服，日 1 剂。

三诊时间：2021 年 1 月 27 日。

患者服二诊方后，呕吐次数及量均较前减少，胃部隐痛已基本消失，纳可，眠安，大便可，近 2 天大便稀，日 2 次，小便偶偏黄热。唇暗，舌质红，舌下络脉瘀紫，苔黄厚燥，脉沉滞。调整方药。

方药：制半夏 15g，茯苓 10g，炒枳实 10g，黄连 6g，莲子肉 10g。10 剂，水煎服，日 1 剂。

四诊时间：2021 年 2 月 8 日。

患者服三诊方 10 剂，饭后呕吐次数较前稍减，精神较前好转，食欲较前稍差，眠可，大便调，小便偶偏黄，排尿时有灼热感。唇暗，舌质红，舌下络脉瘀紫，苔黄厚燥，脉沉滞。

方药：柴胡 10g，党参 10g，制半夏 12g，炒枳实 12g，生白芍 15g，大黄 6g，竹茹 30g，陈皮 10g，生姜 3 片，大枣 3 枚，泽泻 15g。10 剂，水煎服，日 1 剂。

【按语】

《金匮要略·呕吐哕下利病脉证治》云：食已即吐者，大黄甘草汤主之。该患者食后即吐，无明显阴证表现，故初诊所用处方为大黄甘草汤。二诊时患者服初诊方后效果不明显，且时有胃内隐痛，舌下络脉瘀紫，久病多瘀，考虑患者体内有瘀血为患，选用血府逐瘀汤加半夏治疗，以活血化瘀、降胃气。三诊时胃部隐痛基本消失，患者虽呕吐但次数减少，此时血分问题已除十之七八，气分问题仍在，于是改用小陷胸汤清其痰浊，因病位偏下，故去宽胸散结之瓜蒌，加枳实、茯苓增强荡涤浊邪之力，佐以泽泻清利小便，给邪热以出路。四诊时考虑患者患病已久，土壅木郁，治当肝胃同调，疏木泄土，故选用大柴胡汤合橘皮竹茹汤加减。

第十九节 泄 泻

医案 1：高某，女，58 岁。

初诊时间：2019 年 6 月 17 日。

主诉：腹泻 3 个月。

现病史：患者平素喜好辛辣刺激性饮食，自诉每餐无辣不欢，近 3 个月出现大便黏腻不成形，每日 2～3 次，且夹有未消化的食物残渣，伴随乏力，腹痛肠鸣，自觉下腹部有坠胀感，饮食尚可，睡眠差。

查体：舌淡红，苔薄黄，脉细弱。

中医诊断：泄泻。

中医辨证：脾虚湿热。

治法：补脾祛湿清热。

方药：香连丸合参苓白术散加减。党参 20g，茯苓 15g，山药 15g，黄芪 15g，炒薏苡仁 25g，炒白术 15g，葛根 15g，马齿苋 15g，广木香 10g，黄连 6g，仙鹤草 15g。14 剂，水煎服，日 1 剂。

二诊时间：2019 年 7 月 1 日。

患者服药 14 剂后下腹部坠胀感减轻，大便每日 1～2 次，开始成形，无黏液及血便，乏力较前有所减轻，饮食可，夜寐差，夜眠 4 小时左右，睡眠不实。舌淡红，苔薄白，脉细弱。初诊方去黄连，加升麻 5g，合欢皮 10g，14 剂。

三诊时间：2019 年 7 月 15 日。

患者服药 14 剂后大便每日 1 次，稍成形，自觉口黏，夜寐较前改善。舌淡红，苔稍黄，脉细。二诊方去炒白术、黄芪、合欢皮，加苍术 15g，厚朴 15g，14 剂。

四诊时间：2019 年 7 月 29 日。

患者服药 14 剂后大便成形，夜寐尚可，纳食佳。舌苔薄白。三诊方去苍术、厚朴，加白术 10g，7 剂。

【按语】

患者平素喜好辛辣刺激性饮食，自诉每餐无辣不欢。大便黏腻不成形、苔薄黄等皆为湿热表现。治疗时当补脾祛湿清热。患者脾胃气虚，运化失司，清气不升，浊阴不降。葛根归阳明经，升清阳，可以提升脾胃之气而止泻。党参、黄芪、茯苓、炒白术、炒薏苡仁都是健脾补气之品。患者患病日久，脾虚运化失司，湿邪停聚中焦，水湿不得运化，郁而化热，导致泄泻，选用马齿苋配伍仙鹤草清利肠道，祛除湿热，再合用清化肠道湿热、行气止泻的香连丸，效果更佳。二诊时患者热象减轻，故去黄连。患者每日睡眠时间约 4 小时，且睡眠不实，加合欢皮解郁安神，改善睡眠。患者下腹部坠胀感未完全消失，加有升发作用的升麻来提升中气，改善下坠症状。三诊时患者舌苔稍黄，为湿热留恋肠道之象，以苍术易白术，去黄芪、合欢皮，加入苦温燥湿的厚朴清化肠道湿热。四诊时患者泄泻好转，大便已经基本正常，睡眠较前明显改善，舌苔薄白，故去苦燥的苍术及厚朴，加白术巩固疗效。

医案 2： 李某，男，27 岁。

初诊时间：2019 年 5 月 29 日。

主诉：腹泻一年半。

现病史：患者一年半前出现腹泻，大便每日 4 次以上，受凉或吃生冷、寒凉食物后，就会出现腹部阵阵疼痛，肠鸣如雷，而后腹泻急迫，口中有异味，自觉口干口苦，小便黄。

查体：舌质暗红，苔薄腻，右脉弦，左脉濡。

中医诊断：泄泻。

中医辨证：肝胆湿热，脾胃阳虚。

治法：清肝利胆，健脾助阳。

方药：柴胡桂枝干姜汤加减。北柴胡 20g，桂枝 15g，干姜 5g，天花粉 25g，炒白术 15g，黄芩 15g，白芍 15g，广藿香 15g，广陈皮 10g，焦山楂 25g，牡蛎 15g（先煎），炙甘草 6g。7 剂，水煎服，日 1 剂。

二诊时间：2019 年 6 月 5 日。

患者自诉服药 7 剂后口苦减轻，大便每日 2 次，仍未成形，偶尔有肠鸣，但无明显腹痛。效不更方，14 剂。

三诊时间：2019 年 6 月 19 日。

患者服药 14 剂后大便始成形，每日 1～2 次，无腹痛，仍略有口气，余症改善。效不更方，7 剂。

【按语】

此案寒热虚实夹杂。患者出现的口干口苦、口中异味重等临床表现均属少阳胆经旺盛之象。患者同时还有受凉或吃生冷、寒凉食物后腹痛阵阵、腹泻急迫等症状，而这些症状属脾胃虚寒之象。患者右脉弦，左脉濡，弦脉主肝胆湿热，濡脉主脾胃虚寒，可见患者少阳肝胆湿热有余而太阴脾胃阳气不足。柴胡桂枝干姜汤一方面能够清肝胆之郁热，另一方面能够温脾胃之虚寒。柴胡配黄芩，可以解少阳肝胆之郁热，而干姜、甘草配伍桂枝能够温脾胃之阳气，天花粉能够除烦止渴，牡蛎能够软坚散结。针对口气较重的情况，使用藿香化湿浊，清湿热。以上药物与方中其他药物配伍，共奏清肝利胆、健脾助阳之效。临床上遇到大便稀溏，遇寒受冷或吃生冷、寒凉食物后肠鸣腹痛的脾胃虚寒证时，都可以考虑选用柴胡桂枝干姜汤加减治疗。

医案 3：韩某，男，29 岁。

初诊时间：2019 年 8 月 21 日。

主诉：反复腹部隐隐作痛、腹泻 2 年，加重 1 周。

现病史：患者 2 年前因工作压力大，每日思虑过度，情绪烦躁，出现吃辛辣刺激性食物后即腹部隐隐作痛、腹泻的症状，但未在意。近 1 周患者腹部隐痛及腹泻症状明显加重，每日晨起时即有隐隐腹痛，排便后腹部疼痛稍减轻，大便稀溏，时为水样便，无黏液及脓血便，每日大便 4～5 次，近期自觉疲倦乏力明显，饮食不佳，稍进食即感觉胃腹部饱胀不舒。

查体：舌体胖大，可见齿痕，舌质淡红，苔薄白，脉弦。

中医诊断：泄泻。

中医辨证：肝郁脾虚。

治法：疏肝健脾，祛湿止泻。

方药：痛泻要方加减。炒白术 25g，防风 20g，川楝子 15g，炒白芍 15g，枳实 10g，黄芪 20g，党参 15g，陈皮 15g，木香 10g，焦山楂 15g，茯苓 15g，佩兰 10g。7 剂，水煎服，日 1 剂。

二诊时间：2019 年 8 月 28 日。

患者服药 7 剂后复诊，现每日晨起后腹部仍感觉隐隐疼痛，大便仍稀溏，无水样便，大便次数减少，每日 2～3 次，疲倦乏力的症状较前减轻，饮食略改善，饭后胃腹部饱胀感减轻。舌体胖大，仍可见齿痕，舌质淡红，苔薄白，脉细。患者脾胃虚弱，运化无力，治疗上应加用健脾益气、温补脾阳的药物。初诊方加淫羊藿 15g，砂仁 5g（后下），7 剂。

三诊时间：2019 年 9 月 4 日。

患者再服药 7 剂后，每日晨起腹部隐隐疼痛的症状基本消失，每日大便 1～2 次，仍偏稀，不过是先成形，后稀溏。饮食可，饭后已无饱胀不适感。舌淡红，略有齿痕，苔白，脉细。患者脾胃功能恢复，二诊方加菟丝子 15g，7 剂。

四诊时间：2019 年 9 月 12 日。

患者服药 7 剂后自诉已无腹痛、腹泻。停药观察。

随访半年未见复发。

【按语】

本案患者的病症特点为腹部隐隐疼痛，泻后痛减，正是"痛泻"的典型表现，"痛泻"病症的基本病机为木乘土虚，肝脾不和，脾失健运，经典方剂"痛泻要方"传承已久，得到了广大医家的认可，在临床上广泛用于与泄泻相关的腹痛治疗，取得了很好的临床疗效。

该患者工作压力大，每日思虑过度，情绪烦躁，导致肝气郁滞。肝属木，脾属土。肝气旺盛，郁滞中焦，即木行太过，横逆克脾，肝侮脾土，肝气犯胃，加上患者平素饮食不节，爱吃辛辣刺激性食物，对脾胃的损伤更重。肝郁应疏，脾虚宜补，肝脾同病，则肝脾应同调同治。肝病犯脾，当以疏肝健脾为主要治疗原则，方用痛泻要方加减，以疏肝健脾，祛湿止泻。方中痛泻要方调和肝脾；川楝子、枳实疏肝理气；木香、佩兰芳香化湿醒脾；黄芪、党参健脾补气；茯苓健脾利湿；焦山楂消食以助脾气运化。二诊时患者腹泻症状有所缓解，所以治以健脾益气，温补脾阳，恢复运化功能。肾阳为一身阳气的根本，温脾阳、益脾气之后还需要注意温补肾阳，故加淫羊藿、菟丝子以温补肾阳，即所谓治病必求于本。

医案 4：栾某，男，63 岁。

初诊时间：2020 年 7 月 20 日。

主诉：腹泻 4 个月。

现病史：患者近 4 个月来频繁出现腹泻，大便每日 5 次以上，大便稀溏，时为水样便，遇冷或吃生冷寒凉食物后即感腹部急痛，泻后自觉舒畅，平素腹部怕冷，喜温，小便清。

查体：舌淡红，苔白腻，脉滑。

中医诊断：泄泻。

中医辨证：脾气不足，肾阳亏虚。

治法：温肾补脾，健脾燥湿。

方药：四君子汤合痛泻要方加减。党参 20g，陈皮 15g，炒白术 20g，防风 10g，郁金 15g，炒白芍 15g，茯苓 15g，枳实 10g，淫羊藿 25g，金樱子 20g，巴戟天 20g，补骨脂 20g，炙甘草 10g。7 剂，水煎服，日 1 剂。

二诊时间：2020 年 7 月 27 日。

患者服药 7 剂后，腹泻、腹痛症状大有改善，已无水样便，偶有成形便。效不更方，继服初诊方，7 剂。

三诊时间：2020 年 8 月 3 日。

患者再服 7 剂后复诊，现急泻已减轻，大便基本成形，质软，每日 1～2 次。2 日前因天气炎热，单位发放降暑冷饮，患者喝后出现腹泻、腹痛，服药 1 剂后大便即变为成形软便。二诊方加黄芪 15g，以顾护卫表之气，7 剂。

四诊时间：2020 年 8 月 10 日。

患者无腹泻、腹痛，大便成形。续服二诊方 7 剂以巩固疗效。嘱患者平时注意饮食，忌食生冷之品。

【按语】

本案患者腹泻 4 个月，大便稀溏，时为水样便，遇冷或吃生冷寒凉食物后即腹泻、腹痛，便后自觉舒畅，腹部怕冷，喜温，小便清，舌淡红，苔白腻，脉滑。澄澈清冷，皆属于寒。患者的临床表现为脾肾阳虚之象，治疗时当以温肾补脾为要点，方选四君子汤合痛泻要方，加郁金、枳实疏肝理气。患者腹部怕冷，是脾阳不足的表现，方中金樱子、淫羊藿、巴戟天、补骨脂即有温肾阳的作用。脾肾阳气充足，则腹泻、腹痛可医。三诊时因气候炎热，患者饮食不注意，腹泻、腹痛再发，治疗时加入黄芪，与方中已有的防风、白术组成玉屏风散。玉屏风散可以顾护卫表之气，另外从经络角度来看，肺经与大肠经为表里关系，补益肺气对肠道功能的改善有积极作用，有助于改善腹泻症状。

第二十节　便　秘

医案 1：李某，女，40 岁。

初诊时间：2020 年 3 月 9 日。

主诉：大便秘结 2 年，加重 1 个月。

现病史：患者 2 年前因家庭纠纷而心情抑郁，自感委屈，悲伤善哭，胸闷不舒，进而大便秘结不通，3～5日一次，便时费力，神倦纳呆，头晕目眩，夜寐欠安，耳鸣，皮肤干燥，曾口服"麻子仁丸"、番泻叶、"芦荟胶囊"，外用开塞露治疗，效果不佳，且逐渐消瘦。患者1个月前因工作不顺、心情不佳出现大便秘结症状加重，5～7日排便一次，排便时痛苦异常，为求进一步治疗来诊。现症见大便秘结，胸闷不舒，时有嗳气，纳呆，失眠，体倦乏力，小便正常。

既往史：既往体健。

个人史：平素急躁易怒，否认吸烟、饮酒史。

家族史：否认家族遗传病史。

查体：全腹软，无胃肠型、蠕动波，无压痛、反跳痛及肌紧张。形体消瘦，舌淡，苔少，脉弦细弱。

辅助检查：肠镜检查未见明显异常。

中医诊断：便秘。

中医辨证：肝郁脾虚。

西医诊断：习惯性便秘。

治法：疏肝解郁，养血健脾。

方药：逍遥丸加减。柴胡15g，炒白芍25g，当归20g，白术15g，茯苓20g，炒麦芽20g，六神曲20g，火麻仁20g，枳壳10g，炙甘草10g，薄荷10g（后下），大黄15g。7剂，日1剂，水煎服。

二诊时间：2020年3月16日。

患者大便已通，胸闷减轻，睡眠改善。初诊方去大黄，加酸枣仁20g，7剂。

三诊时间：2020年3月23日。

患者精神良好，夜眠较佳，纳增，大便3日一行，自觉顺畅。因患者便秘已久，素体亏虚，改用十全大补汤加减以补气活血，14剂。

1个月后随访，患者诸症渐愈，大便通畅。

【按语】

此例属便秘顽疾，杨泽华以肝郁脾虚型便秘论治。肝郁脾虚，津液失布，而肠不传导，糟粕内停，导致便秘。该患者郁郁寡欢，情志不遂，肝木不舒，肝气乘脾，脾虚则脏腑气机不畅，津液输布失常，肠道燥涩，饮食内结而不能传导，故出现大便干燥难解，胸闷不舒，时有嗳气，纳呆。治疗时采用逍遥散加减调和肝脾，顺肝条达之性，畅木遏郁之气，重用柴胡为君，以疏肝解郁，让肝气恢复条达；当归补血养血，还能润肠通便，炒白芍敛阴养血，柔肝缓急，两者共为臣药；白术、茯苓、炙甘草益气健脾，炒麦芽、六神曲健脾开胃，大黄泻下通便，火麻仁润肠补虚，薄荷疏散肝气，枳壳理气宽胸，共为佐药；柴胡引药入肝，兼作佐使。二诊时患者诸症改善，故去大黄，加酸枣仁补血润肠通便，后又以十全大补汤大补气血，标本兼顾，肝脾调和，诸症消除。

医案2：赵某，男，78岁。

初诊时间：2020年3月16日。

主诉：大便干结、排便困难2年，加重1个月。

现病史：患者2年前无诱因出现排便不畅，4～5日一行，平素自行服用"芦荟胶囊""酚酞片"等，效果不佳。患者1个月前着凉后出现大便干结、排便困难加重，伴小腹冷痛，畏寒，遂来诊。现症见排便困难，7～8日一行，畏寒，四肢发凉，腹中冷痛，腰腿冷痛，自汗，平素易感乏力，精神不振，头晕困倦，纳差，失眠，夜尿频，小便清长。

既往史：10多年前急性脑梗死发作，经治疗好转，未遗留不适症状。

个人史：素体畏寒怕冷，否认吸烟、饮酒史。

家族史：否认家族遗传病史。

查体：全腹软，无胃肠型、蠕动波，无压痛、反跳痛。舌淡，苔白，脉沉迟。

辅助检查：肠镜检查未见明显异常。

中医诊断：便秘。

中医辨证：脾肾阳虚。

西医诊断：习惯性便秘。

治法：温补脾肾，润肠通便。

方药：济川煎加减。肉苁蓉25g，牛膝15g，当归25g，升麻12g，白术20g，桃仁20g，火麻仁20g，枳壳15g，附子10g（先煎），肉桂10g，黄芪30g，砂仁10g（后下），首乌藤30g，乌药10g。14剂，日1剂，水煎服。

二诊时间：2020年3月30日。

患者便秘症状减轻，4日一行，畏寒、乏力、自汗症状减轻，偶有腹中冷痛，睡眠改善。初诊方加党参20g，14剂。

三诊时间：2020年4月13日。

患者排便困难明显改善，1～2日一行，腹中冷痛缓解。停药观察。

【按语】

患者2年来反复大便干结、排便困难，久病体虚，又因平素畏寒怕冷，素体脾阳虚，久则脾肾阳虚，脾虚不能运化水湿，无力排便，导致粪便郁结在内，出现便秘。肾阳不足，机体失于温养，因此可见周身怕冷，四肢末端发凉，腹部冷痛，喜温喜揉，腰腿冷痛，遇寒冷天气时症状加重。脾虚阴寒内生，可见全身无力，困倦，纳差。肾阳亏虚，不能纳气，津液输布失常，可见小便清长。因此，治疗时应以温补脾肾为主，以润肠通便为辅，恢复脾肾温煦、运化之功。处方中重用肉苁蓉为君，以填补肾精，温补肾阳，润肠通便；当归能补血养血，还能润燥通便，牛膝能滋补肝肾，共为臣药；附子、肉桂、乌药能温阳散寒，枳壳能理气宽中，行滞消胀，升麻能升清阳，降浊阴，辅助通便，黄芪、砂仁、白术能益气健脾，火麻仁、桃仁能润肠通便，首乌藤能养血安神，共为佐药。诸药联合应用，既能温肾填精治其本，又能润肠通便治其标，通中有补，降中有升。《景岳全书》云：凡病涉虚损，而大便秘结不通，则硝、黄攻击等剂必不可用。若势有不得不通者，宜此主之，此用通于补之剂也。济川煎有温补和通便的作用，杨泽华常使用济川煎加减治疗老年性便秘，效果显著。

医案 3：张某，女，60 岁。

初诊时间：2020 年 5 月 11 日。

主诉：大便困难 3 年，加重半年。

现病史：患者 3 年前因减肥而服用多种减肥药（具体不详），饮食不规律，逐渐出现大便困难，曾用多种药物（具体不详）治疗，效果不佳，病情迁延不愈。半年前患者大便困难症状加重，6～7 天排便一次，大便不畅，质黏，遂来诊。现症见大便困难，口淡无味，食欲减退，腹部胀闷不舒，四肢乏力，痰多。

既往史：既往体健。

个人史：无吸烟、饮酒史。

家族史：否认家族遗传病史。

查体：腹部平软，无压痛、反跳痛。面色萎黄，舌暗淡，苔白腻，脉弦。

辅助检查：肠镜检查未见明显异常。

中医诊断：便秘。

中医辨证：痰湿壅滞。

西医诊断：习惯性便秘。

治法：燥湿化痰，温阳化气。

方药：平胃散合苓桂术甘汤加减。苍术 15g，厚朴 15g，陈皮 15g，法半夏 15g，枳壳 10g，桂枝 10g，白术 30g，茯苓 20g，泽泻 10g，薏苡仁 20g，木香 10g，桃仁 15g，炙甘草 10g。14 剂，日 1 剂，水煎服。

二诊时间：2020 年 5 月 25 日。

患者排便较前顺畅，3～4 天一行，食欲增加，腹胀减轻。继服初诊方，14 剂。

三诊时间：2020 年 6 月 8 日。

患者不适症状基本消失。继服初诊方，14 剂。

【按语】

本案患者长期服用减肥药，饮食不当，脾失健运，水湿无以排出，聚而成痰，阻滞中焦气机，日久脾虚及肾，肾气失化，大肠传导无力而致便秘。痰湿阻滞中焦，故见口淡无味，食欲减退。脾虚则精微不能输布，气血生化无源，机体失养，故四肢乏力。气亏血少，不能上荣，故面色萎黄。舌暗淡，苔白腻，脉弦，皆属痰湿内滞之象。病痰饮者，当以温药和之。本案治疗时以燥湿化痰为主，以温阳化气为辅，故取平胃散合苓桂术甘汤加减治疗。处方中陈皮、法半夏均能化痰燥湿，健脾理气。苍术可燥湿健脾，让脾运化有司，使水湿之邪得解。厚朴长于行气除满化湿，与苍术配伍，健脾燥湿、行气导滞之力增强，湿浊可除。枳壳、木香顺气导滞通便。茯苓健脾利水，渗湿化饮。白术和泽泻健脾，能运化水湿，恢复脾的运化功能。津停为湿，故利湿、通调水道，在此体现了治生痰之源以治本的治疗思路。薏苡仁能润肠通便，又能健脾祛湿。久病必瘀，加桃仁活血化瘀润肠。炙甘草调和诸药。全方标本兼顾，重在治本。

第二十一节　石　淋

医案 1：高某，男，32 岁。

初诊时间：2019 年 5 月 20 日。

主诉：右侧腰腹部疼痛 4 天。

现病史：患者 4 天前突发右侧腰腹部剧烈疼痛，在社区医院完善双肾膀胱输尿管彩超提示右侧输尿管强回声，可见两处约 0.8cm×0.9cm 的结石。就诊时患者自觉腰痛，右腹部胀痛，向右下肢放射，尿量减少，尿痛，尿中可见血丝。

查体：活动受限。舌暗红，苔白，脉微涩。

中医诊断：石淋。

中医辨证：肾气不足，湿热下注。

西医诊断：输尿管结石。

治法：补肾固本，清热利湿。

方药：黄芪 35g，杜仲 15g，金钱草 30g，瞿麦 20g，石韦 20g，白术 15g，萹蓄 15g，海金沙 20g（包煎），鸡内金 15g，党参 20g，怀牛膝 15g，三棱 10g，甘草 5g，醋香附 15g，莪术 10g，郁金 10g。7 剂，每日 1 剂，水煎取汁 300mL，分早、晚两次口服。

二诊时间：2019 年 5 月 27 日。

患者服药 4 剂后，腰腹部疼痛不适较前有所改善，自诉感觉有结石随尿排出，尿痛不适，轻微尿血，复查双肾膀胱输尿管彩超提示右侧输尿管有 1 处结石。初诊方加小蓟 10g，丹参 15g，14 剂。

三诊时间：2019 年 6 月 10 日。

患者服药 14 剂后，腰腹部疼痛完全消失，尿痛及尿血症状完全消失。复查双肾膀胱输尿管彩超未见结石。停药观察。

【按语】

本案患者以肾气不足为本，以湿热下注为标，治疗时应注意补肾固本，清热利湿，攻补兼施，标本同治。初诊方中，杜仲可补肾，黄芪、党参、白术可健脾益气，协助扶正补肾，石韦、鸡内金、金钱草、萹蓄、海金沙、瞿麦可清热利湿，利尿通淋，醋香附、郁金、莪术、三棱可理气活血，辅以怀牛膝引热下行，甘草调和诸药，兼有缓解疼痛的功效。

医案 2：陆某，男，30 岁。

初诊时间：2019 年 6 月 3 日。

主诉：右腰间断疼痛 3 天，加重 3 小时。

现病史：患者 3 天前淋雨后出现右腰疼痛不适，保暖休息后稍缓解，但仍间断疼痛。3 小时前患者无明显诱因右腰疼痛加重，且持续未缓解，伴恶心、呕吐，呕吐物为胃内容物，小便量少，色偏黄。

个人史：平素饮食不节制，喜欢吃辣，经常吃烤肉和海鲜，且经常喝酒，饮水不多。

查体：痛苦面容，活动受限，被动侧卧，右侧肾区叩击痛明显。舌红，苔腻白，脉弦。

辅助检查：双肾膀胱输尿管彩超提示右侧输尿管中段可见 1 枚约 1.1cm×0.8cm 的结石。

中医诊断：石淋。

中医辨证：湿热下注。

西医诊断：输尿管结石。

治法：清热利湿，通淋排石。

方药：金钱草 60g，绵萆薢 15g，海金沙 15g（包煎），滑石 20g（先煎），地龙 15g，鸡内金 15g，石韦 20g，紫苏梗 15g，桔梗 12g，蒲公英 25g，郁金 15g，枳壳 20g，甘草 6g。7 剂，日 1 剂，水煎分 3 次温服。

二诊时间：2019 年 6 月 10 日。

患者自诉服初诊方 4 剂后，右腰痛不适显著改善，活动受限也得到了明显改善，能自由转身行走，随后多次排尿时均自觉有少许颗粒样异物排出，继续服用初诊方 3 剂后，疼痛症状彻底消失。复查双肾膀胱输尿管彩超未见结石。停药观察。

【按语】

该患者平时饮食不节制，喜欢吃辣，经常吃烤肉、海鲜，经常喝酒，饮水不多，导致脾虚，水湿运化失常，蕴而化热，湿热内盛，下注于膀胱，蒸熬出颗粒样砂石，日久阻塞尿道，气机不畅，不通则痛。本病案中除使用了有清热利湿、通淋排石功效的常规药物外，还使用了理气药物以缓解尿道痉挛，达到解痉止痛的效果。肺主气，司呼吸，是水之上源，砂石阻碍水道，导致气机不畅，使肺的宣降功能失调，故应用桔梗通肺气，起到提壶揭盖的作用，并且现代药理学研究发现桔梗的有效成分具有较好的镇痛和缓解痉挛的功效。紫苏梗能降气，与桔梗配伍能够调畅气机，通利水道，便于结石外排。地龙上能达肺，下可入膀胱，协助利尿。全方共奏清热利湿、通淋排石之效。

医案 3：于某，女，35 岁。

初诊时间：2019 年 10 月 14 日。

主诉：右下腹疼痛反复发作 2 年，加重 1 周。

现病史：患者 2 年来反复出现右下腹疼痛不适，未行系统检查及治疗。1 周前无明显诱因突然症状加重，并向会阴部放射，故来诊。现患者右下腹疼痛，周身汗出，排尿量少，伴尿痛，大便调。

查体：右下腹压痛明显，无反跳痛及肌紧张，右侧肾区叩击痛。痛苦面容，舌红，苔黄，脉弦数。

辅助检查：双肾彩超可见一直径 0.7cm 左右的结石，伴右肾积水。

中医诊断：石淋。

中医辨证：湿热下注。

西医诊断：肾结石。

治法：清热利湿，行气止痛，通淋排石。

方药：乌药 15g，海金沙 15g（包煎），鸡内金 15g，槟榔 15g，香附 15g，金钱草 30g，小蓟 15g，白芍 15g，甘草 10g。14 剂，水煎温服，日 2 次。

二诊时间：2019 年 10 月 28 日。

患者连服中药 2 天后，自诉疼痛基本消失，未见颗粒样砂石随尿而出，继续服药并适当增加活动量，每日饮温水 2000mL 左右，至服药第 10 天在排尿期间有一过性梗阻，用力后可见颗粒样砂石随尿排出，随后小便频次及尿量恢复正常，下腹部疼痛消失。复查彩超未见结石，停药观察。

【按语】

本案病机为湿热久蕴于下焦，将尿液煎炼成砂石，阻滞尿道，引发膀胱气化功能失常，治疗时应以清热利湿、行气止痛为主，辅以通淋排石。患者右下腹疼痛不适，考虑与气机阻滞、尿道闭塞有关，即所谓不通则痛，故组方时选用香附、乌药、槟榔理气降逆，宽胸散结，同时配伍海金沙、鸡内金、金钱草清热利湿，小蓟止血化瘀，白芍收敛止痛，甘草调和诸药。

医案 4：王某，男，28 岁。

初诊时间：2020 年 5 月 11 日。

主诉：左下腹疼痛不适 4 个月，加重 2 周。

现病史：患者 4 个月前无诱因突发左下腹剧烈疼痛，伴排尿困难，未见明显血尿，于外院门诊查双肾输尿管彩超提示左侧输尿管结石，予以激光碎石治疗，术后未再疼痛。2 周前患者如厕时再次出现左下腹剧烈疼痛，痛及腰部，复查彩超提示左侧输尿管结石，轻度肾积水，因结石偏小，未再次进行激光碎石治疗，患者于家中自行服用中成药及抗生素（具体不详）治疗，未见改善，为求中医治疗来诊。现症见左下腹剧烈疼痛，痛及腰部，时发时止，发作时无下坠或放射感，未见血尿，小便黄，尿道微热，饮食可，入睡困难，睡眠浅，大便干。

查体：舌暗淡，苔黄，脉滑数。

中医诊断：石淋。

中医辨证：湿热下注。

西医诊断：输尿管结石。

治法：清热利湿，通淋止痛。

方药：金钱草 30g，赤芍 20g，石韦 15g，鸡内金 15g，滑石 10g（先煎），通草 5g，海金沙 15g（包煎），地龙 15g，白芍 15g，莪术 12g，续断 15g，川楝子 15g，车前子 15g（包煎），川牛膝 30g，槲寄生 15g，盐菟丝子 25g，甘草 6g。7 剂，水煎温服，日 1 剂。

医嘱：多饮水、多运动以利结石排出。

二诊时间：2020 年 5 月 18 日。

患者自诉服药后疼痛症状明显缓解，且有向下转移的趋势，排尿量可，色清，无尿频、尿急等不适，饮食可，睡眠较前改善，大便调。舌红，苔微黄、微腻，脉弦滑。初诊方去槲寄生，加牡丹皮 15g，7 剂。

三诊时间：2020 年 5 月 25 日。

患者自诉腰腹部未再疼痛，尿量可，无尿路刺激征，饮食、睡眠可，大便调。舌淡红，苔微黄，脉弦。

【按语】

本案患者首次就诊时排尿色黄，尿道微热，考虑由湿热下注引发，治疗时应用滑石、通草、石韦等清热利湿之品清内热，通淋除湿，配伍海金沙、鸡内金都助清除结石。患者左侧腰部隐隐作痛，考虑结石阻滞气机及水道，气血运行受阻，应用白芍止痛，赤芍活血。患者病久，肾气受损，加槲寄生、川牛膝、续断等补肾气，川牛膝还有引石下行、增强通淋排石之力的效果，与其他诸药合用，共奏清热利湿、通淋止痛之效。患者再次就诊时一般情况较前明显改善，在初诊方的基础上去槲寄生，稍加牡丹皮清虚热，辅助结石排出。

医案 5：李某，男，46 岁。

初诊时间：2020 年 11 月 23 日。

主诉：左侧腰部及左下腹反复疼痛 3 年，加重 1 周。

现病史：患者 3 年前首次出现左侧腰部、左下腹疼痛不适，伴尿频、尿急、排尿困难，曾于外院门诊就诊，查泌尿系超声及下腹部 CT 提示左肾结石伴左侧输尿管下段结石，先后行冲击波碎石治疗 2 次。1 年前疼痛再发，复查提示仍有左肾结石，未见输尿管结石。患者 1 周前无诱因出现疼痛症状加重，伴尿频尿急，至我院行彩超检查提示左肾多发结石，左侧输尿管轻度扩张，右肾未见明显异常，患者自行服用抗生素及止痛药（具体不详）未见改善，为求中医治疗来诊。现症见左侧腰腹部隐隐作痛，伴尿频尿急，尿色清，未见血尿，排尿无力，尿不尽。

查体：面色暗淡，形体偏胖，肢体活动自如。舌暗淡，苔黄，脉滑。

中医诊断：石淋。

中医辨证：肾气亏虚，湿热蕴结。

西医诊断：肾结石。

治法：益气补肾，清热利湿，活血止痛。

方药：黄芪 35g，太子参 30g，金钱草 25g，牛膝 30g，黄柏 15g，瞿麦 20g，石韦 30g，猪苓 20g，茯苓 25g，焦山楂 30g，白茅根 25g，鸡内金 25g，独活 15g，滑石 30g（先煎），川楝子 15g，乌药 15g，薏苡仁 35g。7 剂，日 1 剂，水煎分 3 次温服。

二诊时间：2020 年 11 月 30 日。

患者自诉腰腹部疼痛消失，时有轻度尿频、尿急、尿不尽。

舌暗红，苔白，脉弦。继服初诊方，7剂。

三诊时间：2020年12月7日。

患者自诉服药后排尿时有颗粒样异物排出，排出后腰腹部疼痛症状完全消失，尿频、尿急、尿不尽也显著改善。舌红偏暗，苔白，脉弦。初诊方去乌药，加补骨脂15g，7剂。

四诊时间：2020年12月14日。

患者自诉排尿过程中有颗粒样异物排出，不适症状显著改善。继服三诊方，7剂。

五诊时间：2020年12月21日。

患者自诉排出结石1枚，复查彩超提示双肾、输尿管、膀胱均未见结石样改变。指导患者清淡饮食，合理饮水，适度活动，保持心情愉快，避免病情复发。

【按语】

总体而言，石淋的主要病因是肾虚，以湿热为标。患者久病损伤肾阳，内寒过盛，运化乏力，水湿内阻，郁久化热，诱发结石生成。结石的生成会加重肾脏血液循环障碍，气机不畅，进一步加重结石病。所以，肾虚、湿热、气滞、血瘀等都是诱发本病的重要因素。本病案治疗时以益气补肾、清热利湿、活血止痛为法，不仅能改善临床症状，还能促进结石排出体外。治疗石淋病时要注意辨证论治，本虚与标实同治，灵活用药，如此才能药到病除。

第二十二节 消 渴

医案1：李某，男，50岁。

初诊时间：2020年8月7日。

主诉：口干多饮、多尿4个月。

现病史：患者4个月前无明显诱因出现口干多饮、多尿，曾口服"二甲双胍"、中药汤剂等治疗，效果欠佳，症状逐渐加重，遂来诊。现患者口干多饮，夜尿频，起夜6～7次，小便清长，腰膝酸软，乏力，夜寐差，大便秘结。

既往史：糖尿病病史8年，未系统治疗。脑梗死病史5年。

个人史：平素嗜食肥甘厚味，饮酒史10余年，每日饮酒约2两，否认吸烟史。

家族史：否认家族遗传病史。

查体：血压130/80mmHg。舌红，苔少，脉弦细。

辅助检查：空腹血糖11.7mmol/L，餐后2小时血糖17.6mmol/L。尿常规示尿糖（++++）。

中医诊断：消渴。

中医辨证：阴虚燥热。

西医诊断：2型糖尿病。

治法：滋阴润肺，补肾生津。

方药：六味地黄汤加减。熟地黄15g，山药30g，山茱萸15g，泽泻10g，茯苓15g，牛膝15g，玄参15g，天花粉20g，石斛15g，麦冬15，牡丹皮15g。7剂，水煎服。

二诊时间：2020年8月14日。

患者诸症明显减轻，口干多饮、多尿、乏力减轻，睡眠恢复正常，空腹血糖降至8.6mmol/L。继服初诊方，14剂。

三诊时间：2020年8月28日。

患者不适症状基本消失，空腹血糖降至6.6mmol/L。舌红，苔薄白，脉弦滑。初诊方加砂仁10g（后下），麦芽15g，六神曲15g，以防滋阴药滋腻太过。继服初诊方，14剂，以巩固疗效。

【按语】

消渴病因复杂，与先天禀赋不足、后天情志不遂、饮食不节等因素密切相关，主要病机为阴虚燥热，临床表现可见多饮、多食、多尿、消瘦等，是临床常见病、多发病。杨泽华认为，消渴以阴虚为本，以燥热为标，两者互为因果。消渴的病位主要在肾，与肺、胃相关。

杨泽华认为，消渴主要由阴虚燥热引发，多为虚实夹杂，不过燥热的根本是阴虚，阴虚则口干多饮、多尿，肾虚则夜尿频、小便清长、腰膝酸软，故以六味地黄汤滋阴润肺，补肾生津。处方中重用熟地黄以滋补阴津，阴虚得补则津液充沛，山茱萸、山药、茯苓益气养阴健脾，填精益髓；泽泻、牡丹皮清虚热，养阴不伤正气；天花粉生津清热；牛膝引热下行；玄参、麦冬、石斛生津止渴。诸药合用，共奏滋阴补肾之效。

医案 2：李某，女，75 岁。

初诊时间：2020 年 11 月 11 日。

主诉：口渴、多尿、乏力、腰膝酸软 2 年。

现病史：患者 2 年前无明显诱因出现口渴、多尿、周身无力、腰膝酸软，在外院检查后诊断为 2 型糖尿病，给予"盐酸二甲双胍片"口服降糖治疗，血糖控制不理想，遂来诊。现患者口干且多饮，多尿，周身无力，腰膝酸软，头晕，耳鸣，夜间睡眠不佳。

既往史：冠心病、高胆固醇血症病史多年。

个人史：平素嗜食肥甘厚腻，否认吸烟、饮酒史。

家族史：否认家族遗传病史。

查体：血压 140/80mmHg。舌红，苔少，脉弦细。

辅助检查：空腹血糖 10.5mmol/L，尿常规示尿糖（++），尿蛋白（+）。

中医诊断：消渴。

中医辨证：气阴两虚。

西医诊断：2型糖尿病。

治法：益气补肾养阴。

方药：黄芪 30g，女贞子 15g，墨旱莲 15g，山药 15g，夏枯草 15g，山茱萸 15g，枸杞子 15g，生地黄 15g，石斛 15g，茯苓 15g。7剂，水煎服。

二诊时间：2020年11月18日。

患者服药后自觉周身无力、腰膝酸软较前显著改善。继服初诊方，7剂。

三诊时间：2020年11月25日。

患者一般情况可，周身乏力及腰膝酸软改善，仍时有耳鸣，食欲可，睡眠欠佳，二便正常。舌红，苔白，脉沉缓。初诊方加首乌藤 15g，黄精 15g，7剂。

四诊时间：2020年12月2日。

患者服药后症状缓解。守方继服，14剂。

【按语】

消渴病因复杂，有研究认为其与患者年老体衰、肾虚精亏密切相关。肾是先天之本，主封藏，肾阴不足，虚热内生上扰肺，可导致口干渴、多饮。阴津不足，肾失所养，固摄无力，水谷精微随小便排出体外，因此尿多偏甜。肾精不足，腰失滋养，可导致腰膝酸软。杨泽华认为，气阴不足，肾津亏虚，固摄无力是本病的主要病机，治疗时应注意益气养阴补肾。《景岳全书》中提到治疗消渴首先要辨清虚实，若实火引发阴津亏耗，则清实热后阴津自可补充，消渴可治，若阴虚引发内热，不管是上消、中消还是下消，都应治肾，让肾阴充足，精血恢复，病方愈。本案初诊方中黄芪大补元气，女贞子、墨旱莲组成二至丸滋阴补肾，三药配合应用，起到益气养阴的作用。山药健脾补肾益精，兼顾三焦，夏枯草清热解毒，山茱萸、枸杞子补肾益精，生地黄、石斛滋养阴津，茯苓健脾利湿。服药后患者自诉周身无力、腰膝酸软症状较前明显改善，继服初诊方。患者服用中药1周后一般情况良好，仍时有耳鸣，给予首乌藤、黄精以补肝肾之阴津，兼养血补血，患者服用后诸症缓解。

医案3：张某，女，57岁。

初诊时间：2020年5月11日。

主诉：口干渴、多饮、多尿、消瘦4年。

现病史：患者4年前无明显诱因出现口干渴、多饮、多尿、消瘦，于我院就诊，诊断为糖尿病，先后口服"二甲双胍片""阿卡波糖片""格列美脲片"，未规律治疗，血糖控制不佳，为求进一步治疗来诊。现患者时有头晕，虚烦不眠，倦怠乏力，腰酸背痛，动则益甚，小便频数。

既往史：脂肪肝、高胆固醇血症病史多年。

个人史：平素饮食量大，否认吸烟、饮酒史。

家族史：否认家族遗传病史。

查体：血压130/80mmHg。面色淡白。舌淡红，苔薄，脉细数。

辅助检查：空腹血糖9.7mmol/L，餐后2小时血糖13.5mmol/L。

中医诊断：消渴。

中医辨证：气阴两虚，肾失固摄。

西医诊断：2 型糖尿病。

治法：益气生津，滋阴补肾。

方药：六味地黄汤加减。山茱萸 15g，山药 15g，生地黄 15g，茯苓 15g，泽泻 10g，牡丹皮 10g，芡实 10g，女贞子 15g，知母 10g，麦冬 15g，石斛 15g。7 剂，水煎服。

二诊时间：2020 年 5 月 18 日。

患者服药后口渴、尿频症状较前显著改善，周身乏力也明显好转，二便调。舌淡，苔白，脉细。继予初诊方治疗，14 剂。

1 个月后随访，患者诸症好转。

【按语】

本案患者确诊 2 型糖尿病 4 年，已出现消瘦，应用降糖药治疗后无明显好转。杨泽华分析，患者阴虚燥热，久病不愈，气血耗伤，因此治疗时要益气生津、滋阴补肾、养血补血，益气养血有助于调和阴阳，达到引阳入阴的治疗目的。《医效秘传》认为，夜属阴，阴盛则人可闭目而安，如阴亏虚热内生，则患者彻夜烦躁不得眠。患者气阴亏虚日久，虚热内生，因此烦躁不得眠，辨证属气阴两虚，肾失固摄，治以益气生津，滋阴补肾。处方以六味地黄丸为基础方，适当加减，方中山茱萸、山药、芡实、女贞子等补肾固精，茯苓健脾利水，牡丹皮、泽泻、知母清虚热，生地黄、石斛、麦冬滋阴养血，疗效颇佳。

医案 4：刘某，男，45 岁。

初诊时间：2020 年 6 月 10 日。

主诉：多饮、多食、多尿 6 年，加重伴乏力 2 个月。

现病史：患者 6 年前无明显诱因出现多饮、多食、多尿，于当地医院诊断为糖尿病，口服降糖药物（具体不详）后血糖控制尚可。自诉 2 个月前劳累后症状加重，伴乏力，自查空腹血糖 15.2mmol/L，调整降血糖方案（具体不详），治疗 1 周后效果不明显，遂来诊。现患者口渴多饮，咽干舌燥，食量增加，夜尿频，起夜 5～6 次，腰膝酸软，五心烦热，双下肢无力，形寒肢冷，阳痿早泄。

既往史：既往体健。

个人史：平素嗜食肥甘厚腻，有吸烟、饮酒史多年。

家族史：否认家族遗传病史。

查体：血压 120/80mmHg。形体肥胖，面色晦暗。舌体胖大，苔白腻，脉弦，尺大。

辅助检查：空腹血糖 9.7mmol/L，餐后 2 小时血糖 13.5mmol/L。

中医诊断：消渴。

中医辨证：阴阳两虚。

西医诊断：2 型糖尿病。

治法：阴阳双补，引火归原。

方药：十味地黄汤加减。生地黄 25g，牡丹皮 15g，山药 20g，附子 10g（先煎），肉桂 6g，玄参 15g，山茱萸 15g，白芍 20g，麦冬 20g，茯苓 15g，巴戟天 20g，牛膝 15g。14 剂，水煎服。

二诊时间：2020 年 6 月 24 日。

患者服药后症状明显减轻。效不更方，继服 14 剂。

三诊时间：2020 年 7 月 9 日。

患者的不适症状已消大半，复查空腹血糖 7.6mmol/L，餐后血糖 10.3mmol/L。口服济生肾气丸以巩固治疗。

【按语】

本案患者病属下消，下消多由肾阴不足所致，该患者咽干舌燥，多饮，五心烦热，为一派热象。腰膝酸软，阳痿早泄，考虑为阴虚火旺之象。不过，患者形寒肢冷，脉弦而尺大，考虑阴阳互根互用，阴虚日久，阳亦受损，引发阴阳两虚。肾阳亏虚，命门火衰，无以气化，因此患者起夜频繁；水液不能上达，上焦失于滋润，因此口干喜饮；腰为肾之府，肾虚无以温养，因此腰膝酸软；肾阳亏虚，失于温煦，所以形寒肢冷，遇寒尤甚；肾阳亏虚，精亏不足，阳不能举，故阳痿早泄，舌体胖大、苔厚腻、脉弦尺大也是肾阳亏虚的表现；虚阳外浮，阴虚阳亢，故见五心烦热。综上可知，患者所患为下消变证，临床治疗应以阴阳双补、引火归原为主，给予十味地黄汤加减。六味地黄汤滋补肾阴，去利水渗湿之泽泻，加附子、巴戟天、肉桂温阳补肾，以阴中求阳，白芍敛阴养血，麦冬滋阴润燥，玄参清虚热，牛膝引火归原。诸药配伍，可达到水火共济、阴阳同补的目的。

医案 5：张某，女，54 岁。

初诊时间：2020 年 12 月 11 日。

主诉：口干、乏力 2 年，双下肢末端麻木、疼痛半年。

现病史：患者自诉 2 年前无明显诱因出现口干多饮，周身乏力，未及时就诊及用药干预。1 年前自测随机血糖偏高，开始间断应用"盐酸二甲双胍片"降糖治疗，饮食控制差，血糖不稳定。半年前患者首次出现双下肢末端麻木、刺痛，夜间尤其明显，查空腹血糖 10.2mmol/L，早餐后 2 小时血糖 21.3mmol/L，下肢彩超未见明显异常，双足压力觉未见异常，痛温觉减退。

现患者口干多饮，周身乏力，双下肢末端麻木、刺痛，夜间尤其明显，食欲可，小便正常，大便略干。

既往史：否认高血压等病史。

查体：舌暗淡，苔白，脉细。

中医诊断：消渴痹证。

中医辨证：气虚血瘀。

西医诊断：糖尿病性周围神经病。

治法：益气活血，祛瘀通络止痛。

方药：黄芪35g，白芍15g，桃仁15g，红花15g，川芎15g，桂枝12g，葛根15g，鸡血藤15g，生姜10g，甘草9g。7剂，日1剂，水煎取汁300mL，分早、晚两次口服。

二诊时间：2020年11月18日。

患者自诉口干多饮症状显著改善，疼痛也较前改善，自觉双下肢末端仍有麻木感。初诊方加地龙15g，15剂。

【按语】

本案患者消渴日久，久病脾气亏虚，无法布散精微物质，故口干多饮。气血生化乏源，导致营卫不和，气虚血瘀，故肢体末端麻木、刺痛。舌暗淡、苔白、脉细均为气虚血瘀的表现。初诊予黄芪桂枝五物汤加减治疗，二诊时患者口干多饮、疼痛症状缓解，但仍觉双下肢末端麻木如有蚁行，故在初诊方的基础上加地龙以活血通络。

医案6：翁某，男，61岁。

初诊时间：2020年10月15日。

主诉：口干多饮、多尿、乏力8年余，手足麻木时作1个月。

现病史：患者既往糖尿病病史 8 年余，平素口干多饮、多尿、乏力，饮食控制不佳。1 个月前出现手足麻木时作，体重突然下降约 5kg，于当地诊所查晨起空腹血糖 10.1mmol/L，尿常规提示尿糖（+++），感觉阈值测定提示感觉阈值下降，诊断为糖尿病性周围神经病。现症见口干多饮，夜尿频多，周身乏力，手足麻木发凉，遇阴雨天气时加重，平素怕冷，食欲不佳，经常不自觉汗出，睡眠不佳。

查体：舌暗淡，边有齿痕，苔白，脉沉。

中医诊断：消渴痹证。

中医辨证：阳虚寒凝。

西医诊断：糖尿病性周围神经病。

治法：温阳散寒，活络止痛。

方药：当归四逆汤加减。黄芪 35g，当归 20g，赤芍 20g，干姜 5g，细辛 6g，附子 5g（先煎），通草 10g，桂枝 12g，鸡血藤 20g，甘草 10g。7 剂，日 1 剂，水煎取汁 300mL，分早、晚两次口服。

医嘱：1 周后复查指尖血糖、尿常规。

二诊时间：2020 年 10 月 22 日。

患者复查空腹血糖 7.3mmol/L，餐后 2 小时血糖 9.4mmol/L，尿常规示尿糖（+），诉服药后无不适症状，乏力、麻木症状较前略有好转。停服中药，口服依帕司他片，必要时静点硫辛酸注射液改善糖尿病性周围神经病。

医嘱：节制饮食，防寒保暖，选择宽松舒适的鞋子，如有病情变化门诊随诊。

【按语】

该患者为老年男性，病程长，证属阳虚寒凝，当治以温阳散寒、活络止痛，方选当归四逆汤加减。杨泽华在临床用药的同时重视日常调摄对疾病预后的影响，常嘱咐患者及其家属重视日常调护。

第二十三节　汗　证

医案1：张某，女，51岁。

初诊时间：2019年8月3日。

主诉：反复自汗1年，加重3天。

现病史：患者1年前因工作压力增大及家中琐事增多而情志不遂，出现自汗，此后反复发作。3天前自汗加重，遂来就诊。现症见自汗，胸闷，烦躁不安，夜梦多，小便频，大便正常。

既往史：高血压1级病史多年，平素口服替米沙坦片降压，每次40mg，每日1次。否认糖尿病等病史。

查体：血压130/80mmHg。舌质淡，苔薄黄，脉弦。

辅助检查：甲状腺功能提示游离三碘甲状腺原氨酸（FT_3）4.51pmol/L，游离甲状腺素（FT_4）12.17pmol/L，促甲状腺激素（TSH）1.270μIU/mL。心电图检查未见异常。

中医诊断：汗证。

中医辨证：肝气郁结。

西医诊断：围绝经期综合征。

治法：疏肝解郁，止汗安神。

方药：柴胡加龙骨牡蛎汤加减。柴胡10g，龙骨20g（先煎），牡蛎20g（先煎），代赭石25g（先煎），黄芪20g，浮小麦30g，黄芩10g，半夏10g，大黄5g，甘草10g，生姜3片，大枣 12 枚。4 剂，日 1 剂，水煎服。

医嘱：注意保暖，保持心情愉悦，如有病情变化，门诊随诊。

二诊时间：2019 年 8 月 14 日。

患者自汗症状明显减轻，胸闷、烦躁不安、夜梦多、小便频略好转，大便溏。舌红，苔薄微黄，脉细微弦。初诊方去大黄，改浮小麦 10g，加麻黄根 10g，以提高收敛固涩的作用，其他药物组成不变，7 剂。

【按语】

该患者以自汗为主要表现，处于围绝经期，结合临床特点考虑为围绝经期汗证，辨证属肝气郁结。患者因情志不遂而出现自汗，伴有胸闷、烦躁、夜寐不安等症状，依据《伤寒论》中关于汗证的描述，选择柴胡加龙骨牡蛎汤加减治疗。使用黄芪、麻黄根、浮小麦意在增强收敛止汗之功。

医案 2：霍某，女，45 岁。

初诊时间：2020 年 11 月 6 日。

主诉：自汗、气短乏力 1 周。

现病史：患者 1 周前无明显诱因出现自汗、气短乏力，未予重视，病情逐渐加重，动则汗出，食少便溏，为求中医治疗来我院就诊。现症见自汗，动则汗出，乏力，心悸，食少便溏，小便如常，纳差。

既往史：2 型糖尿病病史多年，平素口服二甲双胍联合瑞格利奈降糖，血糖控制稳定。否认高血压等病史。

过敏史：无。

家族史：父母体健。

查体：舌淡，苔白，脉细无力。

中医诊断：汗证。

中医辨证：脾气亏虚。

西医诊断：自主神经功能障碍。

治法：补中益气，固表止汗。

方药：补中益气汤合玉屏风散加减。黄芪 20g，人参 10g，白术 10g，当归 10g，陈皮 10g，升麻 5g，柴胡 10g，防风 10g，牡蛎 10g（先煎），麻黄根 10g，甘草 10g。4 剂，水煎服。

医嘱：畅情志，避风寒，和饮食，适劳逸。

二诊时间：2020 年 11 月 13 日。

患者服药后自汗、乏力、食少便溏、纳差等症明显减轻，仍觉心悸，睡眠差，入睡后梦多易醒，健忘，纳差，腹部胀闷不舒。面色萎黄，舌质淡嫩，脉细弱。

中医辨证：心脾两虚。

治法：健脾养心，养血安神。

方药：归脾汤加减。党参 15g，麸炒白术 15g，酸枣仁 25g，蜜黄芪 35g，木香 15g，柏子仁 20g，当归 10g，茯苓 20g，远志 10g，浮小麦 12g，甘草 10g。5 剂，水煎服。

医嘱：畅情志，避风寒，和饮食，适劳逸。

【按语】

本例患者自汗、气短乏力 1 周，动则汗出，证属脾气亏虚，方用补中益气汤合玉屏风散加减，以补益中气、固表止汗。患者服用 4 剂后汗出减少，但仍觉心悸，睡眠差，入睡后梦多易醒，健忘，纳差，腹部胀闷不舒，面色萎黄，考虑证属心脾两虚，方用归脾汤加减，以健脾养心、养血安神。

附录

杨泽华全国名老中医药专家
传承工作室介绍

　　杨泽华，男，出生于 1957 年，1982 年毕业于辽宁中医药大学中医系，此后一直在临床一线工作。杨泽华是丹东地区中医脑病学科带头人，曾任丹东市中医院大内科主任兼脑病科主任，为丹东市首届名医，从事医疗、教学、科研工作 30 余年，尤其擅长中西医结合治疗中老年心脑血管疾病。

　　2019 年，杨泽华全国名老中医药专家传承工作室成立。工作室在 3 年的建设期内较好地完成了工作室建设任务，基本达到了预期目标。工作室成员学习了杨泽华诊治内科疾病，尤其是诊治心脑血管疾病的临床经验，在核心期刊上发表了 10 余篇学术论文，整理总结了杨泽华应用"痰瘀同治法"治疗老年心脑血管疾病的学术观点，并应用于临床工作。工作室建设期间培养高级、中级、初级中医传承人 9 名，丹东市首届名中医 1 名，丹东市优秀中医人才 1 名，丹东市自然学科带头人 2 名，形成了一支人才梯队结构与专业配置合理、分工明确、稳定的传承队伍。工作室在建设周期内开展国家级、省级继续教育项目多项，培训学员数百名。为深入贯彻落实《中医药人才发展"十三五"规划》及《中医药传承与创新"百千万"人才工程

（岐黄工程）实施方案》的要求，工作室依托丹东市中医院脑病科，开展了对杨泽华学术经验的整理工作，组织编写了本书，旨在传承学术经验，提高青年医生的中医临床水平，探索中医药传承的有效方法和中医药人才的培养模式，为推动中医药在传承创新中高质量发展，让这一中华文明的瑰宝焕发新的光彩，增进人民健康福祉做出贡献。